真の健康への道しるべ
〝PENC《ペンク》コントロール®〟を全公開

「病気」が健康をつくる

健康プロデューサー
堀内良樹 著

ペンジュラムクラブ代表
藪塚陽一 監修

現代書林

はじめに

冒頭ですが、質問を一つさせてください。

「医者が集団でストライキを起こすと、人の死亡率はどうなるでしょうか？」

あなたの答えは、おそらく「死亡率が上がる」ではないでしょうか？

実は、「世界平均で約40％下がる」が正解です。この答えに驚かれたかもしれませんが、これは統計データから導き出された答えなのです。逆に言うと、医者が仕事をすると、人の死亡率は上がるということです。

なぜ、そのようなことが起きるのでしょうか？　そこには、医療の中でも、特に西洋医療（対症療法）という考え方とその行為に問題がありそうです。

現代では、西洋医療はほとんどの国で当たり前になっている医療です。

人々は何の疑問も持たず、病気になったら病院に行き、言われたまま検査を受け、薬を処方されます。時に「念のため」と言われさまざまな手術を受ける。これが常識になっています。

果たして、その常識は正しいのでしょうか？

確かに検査も時には大切ですし、救急医療など、命を救うのに直接貢献する医療は大事です。しかし近代に入って**どんなに医療（対症療法）が発達しても、病気は増え続けるばかり**です。これは、現代の西洋医療（対症療法）の限界を示すものです。さらに病院や医者はますます不足し、医療費も一直線に上がっています。

誰でも、病気はいやですね。健康でいたいと願うものです。

しかし、こんな経験はないでしょうか？

「医者にどんなにかかっても、健康（薬を必要としない体）になれない」

「健康に関する本を何冊も読みいろいろ試してみたけど、効果がなかった」

「健康でいたい！　健康について書かれたどの本を読んでも、健康作りに自信が持てなかった」

こう感じられた方は、決して少なくないでしょう。

理由は簡単です。「本来あるべき人の健康の姿とは何か？」を根本的にとらえていないからです。本にも健康と病気に関する正しい情報が、きちんと盛り込まれていないからです。

健康は、部分だけで勝ち取れるものではありません。病気もまた、何か一つの原因だけでなるものではありません。生活の基本と人の全体をとらえ、実践して初めて健康になれ、病気と縁を切ることができるのです。

本書の目的は、**この本1冊で健康になる、「病気を必要としない自分」になること**です。

そのために、健康へ導くための理論体系である「ＰＥＮＣ《ペンク》コントロール®」を柱に話を進めています。ＰＥＮＣコントロールは、師匠である藪塚陽一氏の商標登録（商標４９５３１７５号）です。四つの大きな角度から生活習慣全般を改善するための理論とノウハウを提供するものです。かと言って、本書は「あれもダメ、これもダメ」といった、ストレスでがんじがらめの生活を目指すものではありません。

お酒はやめられない、タバコを吸いたい、甘いものを食べたい、お菓子を食べたい、ステーキを食べたい、コーヒーを飲みたい、牛乳を飲みたい……。こうした欲望は捨てがたいものです。こうしたこと全部に「ノー」という生活は、味気ないものですよね。もちろん、すべてを許せば健康から遠ざかっていくのは間違いないでしょう。

「自分の体の許容範囲を知り、体のサインに敏感になり、その限界を超えないような生活習慣のコントロールをしていけるようになること。そのうえで、その許容範囲内で余裕を持って生活するという基盤の中で、許容範囲内で人生を楽しむ」

これが、本書の究極の目的です。

体は、３〜４か月、６か月、１年といった単位で変化していきます。

１年間我慢すれば、たいていの方は体質改善が可能です。それからは自由にコントロールしながら、**〝毒をも楽しめる人生〟**を手にすることができます。ぜひ、そうした人生を目指していただきたいと願っています。

本書では、PENCコントロールの理論だけでなく、これまで明らかにされた健康になるための科学的な情報も紹介しました。中には、みなさんが驚くような情報もあります。「これが自分の問題だったのか!」と、思わず膝を叩くような情報もあります。

本書の内容をいったんある程度理解してしまえば、あとは自分でどんどん応用できます。一般的な健康に関する情報が正しそうか、間違っていそうかもだいたい分かるようになります。そうした人を増やしていきたいと思っています。

本書は7章構成になっていますが、いろいろな読み方ができます。

第1章から順番に読み進んでも結構ですし、最後の第7章から読み始めても結構です。ここでは、「毒をも楽しめる體を作る」ための具体的手順、取り組み方を「100の秘訣」として整理しました。

この100の秘訣は、自己評価できるようにしました。まず100の秘訣で自分の生活状況をチェックし、自分の生活習慣を見つめ直す。それが健康・病気とどの程度関係があるかを把握し、そのうえで興味のある章から読むことも一つの方法です。

なお、本書では時々「體」という字を使います。一般的には「体」を使いますが、これは略字で、意味は「劣る」です。「からだ」を表現するのに、本来、この漢字は使うべきではないと考えます。すべてに「體」を使っても良いのですが、それでは読みにくくなるため、要所で「體」を使うようにしています。

この本で一番伝えたいことは、「具体的にどうすれば確実に健康になれるか」です。ただし、行動には強い動機が必要です。そのために世の中のありさま、裏の情報などをできるだけ多くお伝えしているのです。重要なのは皆さんの行動です。そして、生活習慣を変えることで自身の體が改善できたら、ぜひ周りの方々に伝えてください。ここまでが重要です。

一緒に、日本を「健康長寿」の国に変えていきましょう！

２０１４年６月

健康プロデューサー　堀内良樹

●目次

第3章

P（poison＝毒）をコントロールする

第4章

E（energy＝エネルギー）をコントロールする

第5章

N（nutrition＝栄養）をコントロールする

第6章　C（circulation＝循環）をコントロールする

第7章 「毒をも楽しめる體」を作る100の秘訣

第 1 章

「情報リテラシー」を磨こう

医者が集団でストライキを起こすと、人の死亡率は下がる!?

この第1章では、「情報」についてお話しします。

「なぜ、情報が第1章にくるの?」そう思われたかもしれません。

その理由は、この本でこれから読まれることが、もしかして皆様の今までの常識とかけ離れ、驚かれ、また、信じられないと思われるかもしれないからです。

社会に流布している情報、あるいは一般常識とされているものは、真の情報・真の常識とは言えないものが少なくありません。重要な問題・情報でありながら、何らかの意図で報道されないものもあると考えられます。「はじめに」を思い出してください。

「医者が集団でストライキを起こすと、人の死亡率は世界平均で約40%下がる」

こう述べましたね。その情報をお話しましょう。

「1973年にイスラエルで、29日間におよぶ医者のストライキが行われたことがある。この間、イスラエル国民の死亡率が空前絶後の低さであったという事実は、決して偶然とは言えないだろう。エルサレム埋葬組合が発表した統計によれば、このストライキ中に行われた葬儀の数は普段の半分ちかくまで減ったという。

第 1 章

「情報リテラシー」を磨こう

がんは恐ろしいものとされ、嫌われものです。しかし、ある本の中で、**「がんは、体の血液を浄化するために作られた浄化装置である」**という言葉が引用されています。発言者は、御茶の水クリニックの森下敬一博士です。

「血液が汚れてくると、その人の体でいちばん敏感なウィークポイントにこのオデキ（ガン腫）があらわれるのです。

ガン腫は、実は体が作りだした『浄化装置』なのです。つまり、血液が汚れに汚れてしまって、このままでは命があぶなくなるというときに、このガン腫ができて血液をきれいにしてくれる働きをするのです。もし体がガン腫を作ってくれなかったら、人間は汚れた血液のまま、急転直下、死んでしまわなければなりません」

（『「ガン呪縛」を解く』稲田芳弘著　Eco・クリエイティブ）

がんそのものが悪いわけではないと言っているわけです。「がんができたということは、がんができなければならない体の環境（汚れ）がある」と言っているのですね。

現在、がんで苦しまれている方にすれば、見方を180度変えることはたやすいことではないと思いますが、がんはそのことに気づかせてくれている。そして、生き方を変えるための時間かせぎをしてくれているのです。

本来、がんに感謝すべきところを、がんを悪者にして叩いているのが現状です。では、どう

すればがんをなくすことができるのでしょうか？

最も大切なことは、体内環境（ＰＨ、温度、酸素量、栄養素量、老廃物を含める毒の量）を本来の姿にもどすことと免疫力を上げることです。これでがん細胞はがん細胞である必要がなくなり、元の普通の細胞にもどっていきます。

「ガン細胞は赤血球からでき、栄養状態、健康状態によってはガン細胞から赤血球に逆戻りする可能性がある」（『血液と健康の知恵』　千島喜久男著　地湧社）

がんと体内環境との深い関係は、オットー・ワールブルグ博士も証明しています。

博士は、**がんはアルカリや酸素の豊富な環境では生存できない**が、酸性、酸素濃度の低い環境では増殖することを証明したのです。そして、「すべてのがん患者は、ＰＨが強い酸性になっている」「48時間で細胞から35％の酸素を奪っている。それは、がん化するかもしれない」と述べています。その功績で、博士は１９３１年にノーベル賞を受賞しています。

体内環境に注目せずにがんにばかり目を向けるから、がんは予防できないし、治らない。転移も防げないのです。

執筆中の朝突然、次のようなたとえがひらめきました。**「がんは不良になった子供に似ている」**。自分の家から不良が生まれ、第三者の偉い方が、「これは大変だ。殺した方がいい」と言ったら、あなたは「はい、私の子どもを殺してください」と頼みますか？

家庭で一番大切なものは、言わずもがな、「愛」ですね。両親がいつもケンカしたり、忙しさに追われて子どもに関心を寄せなかったりして、その結果、子どもが**愛に飢える**。そのような**家庭環境の悪化が一般に不良になる原因**ですね。

姿は不良少年に変わっても、家族の一員です。そして、いったん不良になった子も、何かのきっかけで家族の「愛」を感じた時、もう不良ではいられなくなりますね。不良でい続ける理由もなくなり、再び普通の子に戻ります。

がんも同じです。細胞にとって絶対に必要な条件は、「酸素、栄養素、酸化していないこと、一定以上の体温の維持、適切な老廃物の処理」です。何かの原因で体内環境が悪化すると、細胞は生きていけないと思い、自殺します（アポトーシス）。

しかし多くの細胞が死んでしまっては、母体そのものが死ぬので、その中の細胞すべてが死ぬことになります。そこで細胞は別に生きる道を選択します。ミトコンドリアをＯＦＦ（発酵の遺伝子をＯＮ）にした**酸素（愛）を必要としない糖を発酵してエネルギーを生み出す形**です。それが、**がんという不良の子の姿**です。「オレなんか愛（酸素）がなくても生きていけるさ」という強がりの姿なのです。しかし実際は、生命力はとても弱い。通常の酸素と栄養素でミトコンドリアが働き、エネルギーを生産していた時と比べ、もう一つの生き残りを選んだ糖代謝では、エネルギーは７〜８分の１しか作れないのです。そして、酸素（愛）がなくても生きていけるんだと主張しながらも、けなげにも母体の血中の毒を中和させようと、生き残るために周りへの働きかけを続けるのです。なんとも泣ける話ではないですか！

不良が更生するように、一番大切な「酸素」がしっかり供給されるような理想の体内環境（同時に弱アルカリ化、十分な体温）を体が取り戻すと、がんは逆にそのような環境では生き続けることはできません。結局、がんでいることをやめ、ミトコンドリアを始動させ普通の細胞に戻るのです。

もう分かりましたね。がんという不良を作った原因は、すべて家庭環境にあったのです。子どもを殺すという選択肢はありません。家庭を本来の愛にあふれた環境に戻すだけです。

特に抗がん剤などは、不良になった子どもを殺すために、その子のいる村全体に毒ガスをまくようなもの。そんなことをされてしまったら、どんなに家族が真実に目覚めて、不良の子が戻ってくれるようにと家庭環境を改めようとしても、すべてが無駄になってしまいます。愛も毒ガスには勝てません。一家もろとも全滅するのは時間の問題です。

こんな時代遅れなことがいまだにまかり通っているのが、この日本なのです。

西洋医療には、がんの「３大療法（手術、抗がん剤治療、放射線治療）」があります。日本では「がんの標準治療」とされ、３大療法を拒否すれば死を早めるとも言われています。

しかし、この３大療法を受けると、逆に免疫力を徹底的に下げることになります。加えて体内環境をさらに悪化させ、よけいに〝がんを必要とする体〟になっていきます。その結果、新たにがんが発生していきます。

当たり前のように「転移」という言葉が使われていますが、実際に、「がんの転移」はいまだに観察されたことはないとも言われています。しかも、転移説は否定されているのです。

「世界の最新ガン学説では、今や、この〝転移説（ハルステッド理論）〟は完全に否定されている。なのに日本中の医者たちは、いまだ誤った〝転移説〟を振りかざしている」

（『ガンで死んだら110番──愛する人は〝殺された〟』船瀬俊介著　五月書房）

そして、注目すべきデータとして、アメリカUCB（カリフォルニア大学バークレー校）の25年間の追跡調査があります。

「典型的な種類のがんでは、治療を拒否した患者の平均余命は12年6ヵ月である。しかし外科手術その他の治療を受けた患者は、平均すると、その後わずか3年しか生きていない」

（『医療殺戮──現代医学の巨悪の全貌』ユースタス・マリンズ著　歴史修正学会編集　面影橋出版）

これは生理学教授のハーディン・ジョーンズ博士が、ACSの科学記者セミナーで発表したものです。1969年のことでした。

このジョーンズ報告を記事に取り上げたのは、新聞1紙と『保健ニューズレター』1誌だけでした。製薬シンジケートが検閲を行い、このような〝物騒なニュース〟を国民一般の目に触れさせないよう取り計らったからだと言われています。ご存じでしょうか？

１９８５年、アメリカでは抗がん剤に全く効果のないことが、米国国立がん研究所（ＮＣＩ）所長より、上院議会でも発表されています。また、１９８８年には、同研究所より、「抗がん剤は、がんを何倍にも増やす増がん剤でしかない」と公式発表した後、同研究所に「代替医療部」が発足しました。現在、抗がん剤は副作用の少ない抗体薬品や分子標的薬が世界の潮流です。しかし、日本では未だに殺細胞剤を盛んに使用しています。アメリカで大量在庫になった抗がん剤（殺細胞剤）を輸入し、がんの患者さんに使っているのです。

さらに、興味深い情報があります。『塩の道くらぶ（２００４年9月11日）』に、寺山心一翁さんの体験談が載っています。寺山さんは20年ほど前に腎臓がんになり、抗がん剤治療に苦しんだ経験を持っています。

「私は、この数年間ずっと出会った医者たちに『あなたがガンになったとき、抗ガン剤の注射をしますか？』と聞いています。いま２７１名ですが、一人を除いた全員が『自分は使わない』と言っています（寺山さん）」

「アメリカでは、すでに１９９０年ＯＴＡレポートで米政府が『代替医療の方が、３大療法より優れている』ことを公式に認めた。……アメリカでは（１９９３年に代替医療費が西洋医療費を上回って以降：筆者追記）、毎年、数千人単位でガン死亡者数が減り続けている。ガン患者の８割を殺す３大療法が減っているのだから、あたりまえの話だ」
（『ガンで死んだら１１０番――愛する人は〝殺された〟』船瀬俊介著　五月書房）

平均寿命のカラクリ。日本人は本当に健康？　本当に長寿？

ここで日本人に身近な話をしましょう。それは「平均寿命」です。

「平均寿命が示すように、日本人は世界でも有数の長寿国。だから、健康国！」

メディアの「平均寿命」の報道で、こう信じている方も多いでしょうね。

まずハッキリ言えることは、長生きと健康かどうかはまったく別ということ。現在の医療制度（対症療法）では、病気のまま長生きさせる技術に長けているからです。

私は、長生きさせることを否定しているわけではありません。

ただ、**「平均寿命が長いこと＝健康（生活習慣、生活環境に問題がない）」ではない**と言いたいのです。

日本人の健康に関して、次のような事実があります。
・日本は、寝たきり老人数が世界第１位

・70％以上の人が、病院のベッドの上で亡くなっている
・寝たきり率が平均５年間（亡くなる前の５年間はみな寝たきり）

まず、ハッキリ言いたいことは、その国の平均寿命は健康の指標にはならないことです。日本では２人に１人ががんになり、高血圧、糖尿病はあまりにも一般的になっています。厚生労働省の人口動態統計では、**老衰で亡くなられる方は全体で２・６％しかいません**（２００８年）。日本は病人大国です。少なくとも、健康長寿でないことは間違いありません。

逆に、近代医療があまり発達していない国に、死因トップが老衰である国が多いこともうなずけます。

そこへ、さらに「平均寿命のカラクリ」です。平均寿命とはどういうものかご存じでしょうか？「平均寿命って、今の自分が何歳まで生きられるかの数字でしょう？」こんな誤解をしている人がたくさんいます。平均寿命とは、「今年生まれた赤ん坊（０歳児）が何歳まで生きられるかという予測」です。その予測に使われるのが、過去のデータです。

今までの人が長く生きられたから、**今生存している人も長く生きられると言い切ることはまったく根拠がありません。**新しく発表される平均寿命に、現在の環境や生活習慣の違いはまったく考慮されていないからです。

さらに、**平均寿命（０歳児の平均余命）には、「乳児死亡率」が大きく関係します。**仮にＡ、Ｂ、

Cの3ヵ国（人口4人）で考えてみましょう。

・A国……4人が100歳まで生きる。平均寿命は100歳です。1歳からの**平均余命は99歳**になります。

・B国……3人が101歳まで生き、1人が1歳未満で死亡する。平均寿命は75・8歳です。ただし、乳児死亡を差し引いた場合の1歳からの**平均余命は100歳**になります。

・C国……2人が102歳まで生き、2人が1歳未満で死亡する。平均寿命は51歳です。ただし、乳児死亡を差し引いた場合の1歳からの**平均余命は101歳**になります。

平均寿命の長さはA国、B国、C国の順になりますが、乳児死亡を考慮した1歳児の平均余命で計算すると、C国、B国、A国の順になって逆転します。乳児死亡率は、これほど平均寿命に大きな影響を与えます。

現在まだ多くの国では、0歳児の死亡率は15〜20%です。

かつての日本でも、0歳児の死亡率は15%くらいでした。現在、日本の乳児死亡率は0・5%まで下がり、世界でも最高水準の乳児死亡率が低い国です。

乳児死亡率が低いことは良いことですが、このことが理由で、日本の平均寿命は長くなるのです。日本の平均寿命の長さには、こうした背景があると知る必要があります。

昔は短命だったということも常識とされていますが、縄文時代でも長生きした人はいるようです。たとえば、65歳と見られる人骨が全体の３割強もあったということです。ただ乳児死亡率も高かったでしょうから、平均寿命は現代よりは短かったでしょう。

メディア・リテラシーを磨こう

今、驚くような情報をいくつかお話しました。その中で、あなたが知っている情報はどれくらいあったでしょうか？　おそらく、少なかったのではありませんか？

私の健康サロン（セルフアップ）でも常識・情報についていろいろお話しますが、「ＴＶや新聞では報道していない。初めて聞いた」「そんな情報は知らない、驚いた」と異口同音に言います。なぜ、こんなことが起きてしまうのでしょうか？　なぜ、本当に知りたい情報・大切な情報が報道されないのでしょうか？

現代は、情報があふれている時代です。報道される情報には、真実のものもあります。しかし、真実ではない情報も多くあります。真実ではない情報は、情報に操作や作為があるからです。**権力・資本力と利害関係にある新聞・ＴＶ・雑誌などのメディアでは、資本家に都合の悪い情報は基本的には報道できません。**なぜそうなるかの理由は、経済優先の社会だからです。真実を歪めたり、操作することで、自分たちが利益を得ようとするわけですね。そこには、メディア本来の姿とは違う実体があるのです。
メディア情報には、注意しなければならないいくつかの点を挙げます。
①資本家、権力者に都合の悪い情報は無視し、報道しない。または、小さく報道
②ある方向に導くために、学者や専門家を使い、いかにも正しい情報であるかのように、人を真実でない情報に誘導する
③政治的な問題で、国民に不利で重大な法案を通したい時など、国民の目を政治からそらせるため、なにかの事件（芸能スキャンダル等）を大きく取り上げ、1日中あるいは何日もそこに注目させる
④重要人物のスキャンダルや死（病死、事故死、自殺）なども、真実でないことは意外に多い（将来、私がこういった死に方をしたり、スキャンダルにあったら疑ってください）

本書では、みなさんが常識と思っていることとかけ離れたことをお話したり、紹介したりします。ほとんど聞いたことのない情報、まったく知らない情報も多くあるでしょう。

真の情報をどう選別するか。情報があふれるこの時代には、この態度が重要です。正しい情報を手に入れるためには、努力が必要です。そこで、メディア・リテラシーが大切になります。リテラシーとは「知識や情報を活用する能力」のこと、メディア・リテラシーは「メディア情

報の収集と選択眼」になります。権力が大衆をコントロールする歴史は、近代に始まったことではありません。古代、人類の歴史と共に、漢字が発生する時からあったのです。

「民」という字の語源を知っているでしょうか？

『大漢和辞典（大修館書店）』では、「片目を針で刺した形に象《かたど》り、その奴隷・被支配民族などの意を表す」となっています。『新漢和大辞典（学習研究社）』では、「ひとみのない目を針でさすさまを描いたもので、目を針で突いて目を見えなくした奴隷をあらわす。のち、**目の見えない人のように物のわからない多くの人々、支配下におかれる人々**の意になる」とあります（ただ、辞典でも版を重ねるたびに、こういった情報は削除されていっています）。

民主主義と言っても、しょせん権力の手のひらのコントロール内の自由です。そこから抜け出すには、制度ではなく、一人ひとりが真実を観る目を持つことしかありません。それが、本当のメディア・リテラシーだと思います。

本当の自由とは、「民（＝奴隷）」から解放されることです。そのような世の中がいずれ実現できると信じています。

本書の目的は真の健康の実現です。そのため、その目的において、特定の業界や組織を否定する内容も少なからずあります。たとえば、「肉が悪い」と言えば、その商売に携わる人に迷惑がかかります。「高層住宅が健康によくない」と言えば、建築・不動産業界に悪影響があるでしょう。しかし、そうであっても言わざるをえない事情もあることをご理解いただきたいと思います。いずれ、健康・環境と経済で矛盾の少ない世の中になることを望んでいます。

私が環境問題に目覚めた頃の話を思い出します。30年以上前、遠藤立一博士が属していた東京公害研究所が、「花粉症の原因はディーゼルの排気ガスである」と突きとめ、大気汚染学会で発表した際、当時の東京都知事が学会に対し、「このことは表に出すな！ 自動車産業と運輸業界にご迷惑がかかる」と発言したそうです。そこに参加された博士ご自身が聞いたことです。

その結果、どうなったでしょう。今では、東京では約三人に一人が花粉症という有様です。

章の最後に一つつけ加えると、物事にはすべていくつかの側面があり、良い面と悪い面があります。この本でも、體に良いこと、悪いことを多く指摘しています。しかし、何においても、100%良い・悪いではないことは断っておきます。プラス・マイナスを考え、結果、良いか悪いかです。また、絶対に言えることが一つだけあります。世の中に「絶対」ということはないということです。この本でも、できるだけ流行に左右されない普遍的な原理を書いたつもりです。しかし、中には、将来明らかになることもあるでしょう。その時は、版を重ねるごとに修正できたらと思います。

第 2 章

病気の本質を知る

病気は「排毒」という體の仕事の結果

第2章では「病気の本質」について話をします。「病気とは何か？　なぜ病気は起きるのか？　どう対応すべきか？」の基本的な考え方に触れます。

そこで、考えてください。

「病気とはいったい何でしょうか？」

あなたは、どんな答えをするでしょうか。

病気は、ある原因で作られる「結果」です。不運や偶然では起きません。その原因とは、体内毒の処理残りによる代謝障害です。病気という結果は、體が作る「排毒の仕事」なのです。

驚かれるかもしれませんが、病気そのものは悪いことではありません。

一般的に病気と言われているものは、身体を治すプロセスです。これ抜きでは、身体は治りません。これを止めてしまえば、病気は治りません。長引くだけです。

病気には、次の3種類があります。

・警告としての病気……痛風など（尿酸／食べすぎ、肉食）

・代行としての病気……盲腸炎など（毒）
・排毒作用としての病気……下痢、吹き出物、咳、痒みなど
病気が起きるのは問題ではありません。必要がなければ病気は起こりません。逆に言えば、必要性があって病気は起こるのです。

その大掃除が、発熱をともなう風邪です。今まで個別にやっていたことを、一気に処理しようとするものが風邪なのです。

病気というのは、體にとって大切な仕事です。

ただし、一般の人には、この認識がありません。厄介なもの、辛いもの、できればないに越したことはないと思っています。

「私は風邪を引いたことがない。問題はない」

よくこう言いますが、実は違います。

本当に風邪を引く必要のない人もいますが、風邪を引けない人もいます。風邪を引く必要があるのに、風邪を引けない。こうした人こそ、本当に危ない人です。なぜなら、病気という體にとって大切な仕事ができないくらい免疫力が低下してしまっているからです。

なぜ、病気は起きるのか？

排毒という體の仕事の結果。これが、病気の本質です。

では、なぜ病気になってしまう事態が起きるのでしょうか？

人の體には、「ホメオスターシス（恒常性）」が備わっています。ホメオスターシスは、体内環境を一定の状態に保とうとする働きです。

人は、理想の体内環境（温度・ＰＨ・血糖値・酸素の量などによる標準代謝）から外れると、自然治癒力でリセットします。リセットするその機能が、ホメオスターシスになります。本来、リセットがうまくできて細胞が元気であれば、病気にはなりません。大病にもなりません。

しかし、リセットできないと、細胞は死ぬしかありません。死んでしまわないためには、細胞は標準ではない代謝（がん化）をするようになります。

體の自然治癒力・免疫力が起こす仕事。これを近代医学では「病気」と言います。では、なぜがんなどの大病になるのでしょうか？

リセットする力が働くためには、ある一定量の刺激が必要です。

しかし、**直ちに健康に影響がないほどの刺激の場合、リセットする力が働きません。免疫力**

なぜ、がんなどの大病になるのか？

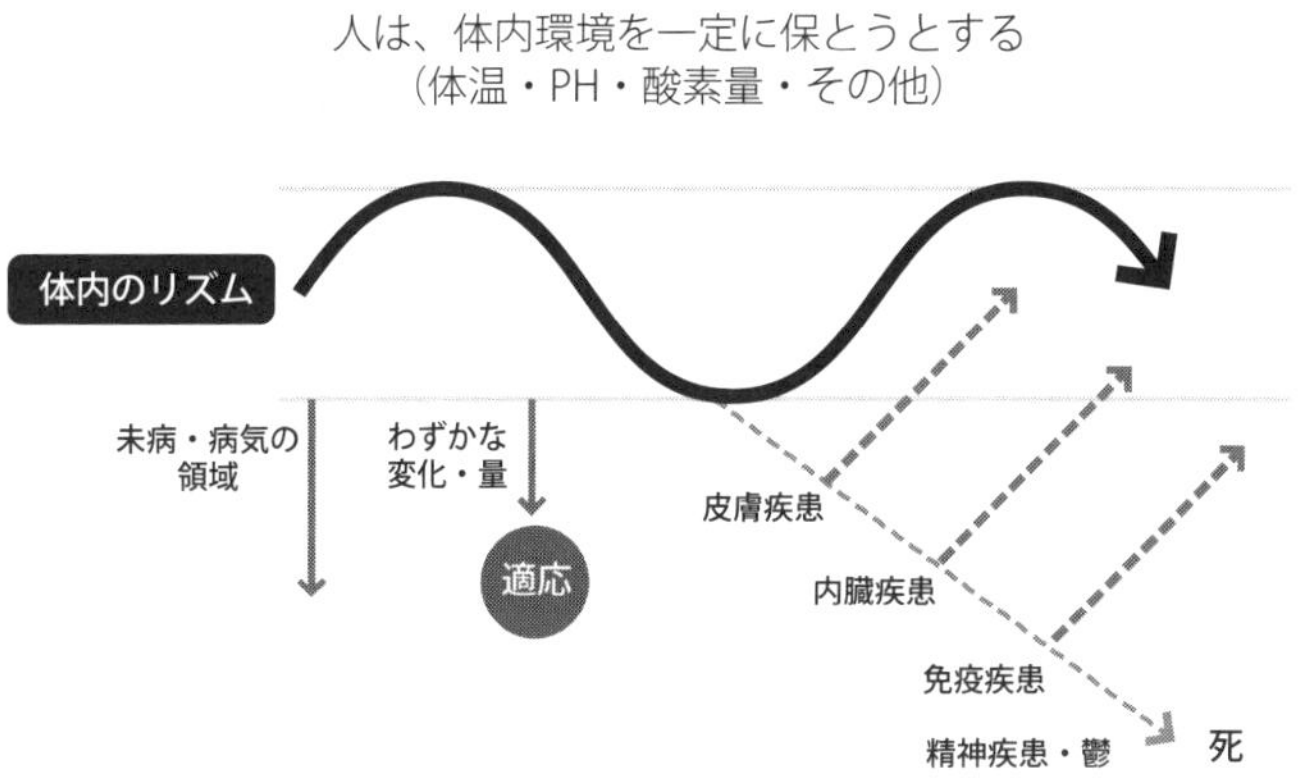

も働きません。

理由は、人の体には「閾値《いきち》」というものがあるからです。

ある限度以下の刺激では問題と認識せず、リセットする力が反応しません。免疫力のスイッチが入るのは、刺激がある一定の量を超えた時です。

閾値を超える強い刺激（毒の量）が加わると、体は一気に反応します。免疫力が働き、下痢や嘔吐といった症状を起こすのがその例です。

しかし、わずかな変化（閾値内の変化）が長く続く場合は違います。免疫力が働かず、体は〝適応〟していきます。適応というのは、「刺激に対して鈍くなる」ことです。

さらに、それを基準に閾値ができ、よけい鈍くなります。そして、適応限界まで続くと大病になってしまうのです。

日常で最も注意が必要なものは、「日常的に入るわずかな毒」です。ほとんどが、石油由来のものです。生活習慣の中で、日常的にわずかな量が体に入る。こうした場合は免疫のスイッチも入らず、毒が少しずつ溜まっていきます。「生活習慣病」と言われる本当の意味がここにあります。毒が溜まっていけば、いずれは代謝障害になり、がんも発生します。

個々の製品に入っている毒の量は、規制・法律で決められています。**「その範囲内なので個々の毒は少なく、影響がないだろう。大丈夫」ではなく、「個々の毒の量が少なく、排毒のスイッチが入らないから体に毒が溜まっていき、危険」**なのです。

体が反応しないから安心なのではなく、それが一番怖いことなのです。

そのままブレーキがかからなければ、人は死ぬまでエスカレーターに乗っているようなものです。ところが人は体内に100人の名医（自然治癒力）を持っているので、その名医たちが死へ向かう体を要所要所で助けてくれます。**その仕事のことを病気・症状と言うのです。**がんも例外ではありません。つまり、**病気**が前ページの図のように、**健康に戻る機会を与えてくれるのです。**その機会を生かせるか、それとも我慢したり薬で病気（の仕事）を生かさず、図の下方向の矢印に向かわせてしまうのか、そこが分かれ道です。**これが本書のタイトル、『「病気」が健康をつくる』の意味です。**そして、その**病気という體の仕事をどうやって助け、健康を実**

現していくか、これが**本書のメインテーマ**となります。

かつて西洋には医学の５流派があり、昔は統合医療だった

健康維持は、自然治癒力の働きによります。

病気の症状としては、最初が皮膚疾患です。そこに石油由来の特許製剤（薬）を使うと、症状は消えますが内臓系に悪影響が出ます。さらに西洋医療を使うと免疫疾患が起き、最後にはうつ病、そして自殺というような結果を招くこともあります。

では、なぜそのような危険な薬を使うのでしょうか？

その答えを知るためには、近代医療の歴史を知る必要があります。

現代の医療は、「西洋医療（対症療法＝アロパシー）」が中心です。しかし、昔からそうだったわけではありません。かつて、西洋には次のような医学の５流派があったのです。

・ホメオパシー（同種療法）
・ナチュロパシー（自然療法）
・サイコセラピー（心理療法）
・オステオパシー（整骨療法）

・アロパシー（逆症療法、現在は「対症療法」と訳されています）

昔は、この5療法を必要に応じて使っていました。つまり、昔は統合医療だったわけですが、メインは免疫を高めるナチュロパシーでした。

アロパシー以外は、人の自然治癒力を信じ、サポートするものです。

アロパシーは、病気の症状の逆の手を打ちます。たとえば熱が出れば下げ、炎症が起きれば抑えようとするわけですね。そこで用いられるのが石油化学技術でつくる特許製剤（薬）や手術です。

18世紀後半のフランス革命の頃から約100年で、アロパシーは唯一科学的療法とされ、現在では先進国で独占的地位となっています。しかし、アロパシーが特に優れているわけではありません。アロパシーが現代の地位を獲得したのは、残念ながら、医学の発展の必然ではなく、利権という意図的な力が働いた結果と言わざるを得ません。

実は、アロパシーはロスチャイルド家が発展させたドイツの医療制度です。そこに、アメリカのロックフェラー家も加わります。

「彼ら（ロックフェラー家）は米国の医療をナチュロパシーやホメオパシーから無理矢理にアロパシーへと変更した。アロパシーは、ナチュロパシーやホメオパシーに対し敵対関係にある。なぜなら、アロパシーはからだにとって自然な治療法のすべてを禁じ、その代わりに化学薬品や危険な外科手術、長期間の入院などを強制するからである」

（『医療殺戮――現代医学の巨悪の全貌』ユースタス・マリンズ著　歴史修正学会編集　面影橋出版）

ロックフェラー家は、初代が石油産業の独占で富を築きました。その財力と経済力を使い、アロパシーを唯一の化学的療法とすることで医療分野への進出をはかったわけです。その足がかりが、1901年に設立された「ロックフェラー医学研究所」です。

日本も例外ではありません。現代日本でもアロパシーが唯一の科学的療法とされ、一般にも信じられています。

アロパシーを世界的に強力に推進したロックフェラーI世と息子のロックフェラー・ジュニアですが、自分たちはアロパシーを信じていなかったと言います。彼らの主治医はホメオパシーで、「自分たちの長寿と健康は合成医薬品を使わなかったお蔭だと考えていた」というエピソードも公開されています。

ナチス・ドイツに資金と石油を提供したビッグファーマ。その目的は？

利益追求のための医療分野に進出したロックフェラーについては、いろいろなことが言われています。その一つが、ナチス・ドイツへの協力です。

ナチス・ドイツに資金と石油を供給したのは、「ビッグファーマ（巨大多国籍製薬会社）」の「IGファーベン」だと言われています。IGファーベンはロスチャイルド家が所有し、バイエル、ヘキスト、BASFなどのドイツの化学製薬関連企業の強力なカルテルでした。

1925年、ロスチャイルド家はIGファーベンにヨーロッパとアジアの市場を与えます。そして、ロックフェラーの独占企業スタンダード石油に南北アメリカ市場を割り当てています。

ナチス・ドイツの占領地域（オーストリア、チェコスロバキア、ポーランド、ノルウェー、オランダ、ベルギー、フランス）の石油化学会社・製薬会社はすべてIGファーベンに取り込まれています。

ユダヤ人強制収容所では、毒ガスで多数の収容者が死亡しました。その毒ガスもIGファーベンの特許殺虫剤で、実は人体実験が目的だったとも言われています。

「ロックフェラー財団、つまりロックフェラー医学研究所は、バイエル社からアスピリンを供与してもらい、ドイツ医療ギルドから譲り受けてアメリカの製薬メーカーとなった『メルク・カンパニー』を通じて独占販売、莫大な利益をあげてきた。その見返りなのか、ロックフェラー財団は、積極的にナチス・ドイツに資金援助をしてきた。そのナチス・ドイツの科学技術をクルップ社とともに支えてきたのが、総合化学メーカー『I・G・ファルベン』だった。このI・G・ファルベンは、アウシュビッツ収容所で使用された毒ガス（チクロンB）を開発、販売す

る」（『人殺し医療――マフィアが支配する現代メディカルシステム』ベンジャミン・フルフォード著　ＫＫベストセラーズ）

アメリカ軍の歩兵部隊がフランクフルトに進軍した際、ある一つのことが報告されています。フランクフルトの建物はことごとく破壊されている中で、ＩＧファーベンの建物と大工場だけは無傷で残っていたのです。空軍のパイロットに、「ＩＧファーベンは攻撃するな」という司令部からの命令があったとされています。

ロックフェラー家の世界製薬市場支配の礎はこうして築かれた

１９４５年の終戦後、ＩＧファーベンの株はすべてロックフェラーとロスチャイルド／Ｊ・Ｐ・モルガンへ委譲されています。第二次大戦後も、世界の石油と製薬の支配を固めるため、ロックフェラーはいろいろな組織を作っていったとされています。

・この年（１９４５年）に、世界の石油と製薬を支配するだけでなく、世界の政治をもコントロールするため、サンフランシスコに国際連合を設立した

・国際連合傘下にＷＨＯ（世界保健機関）とＷＴＯ（世界貿易機関）を自身の石油と製薬の利益を拡大させる政治的道具として設立、配置した

・ドイツでロックフェラーが支援する首相（ヘルムート・コール）が誕生し、16年間務めた。その間にドイツの製薬化学産業は150ヵ国以上に子会社が設立され、かつてのIGファーベン以上の世界有数の輸出企業となった

・1963年、ロックフェラーのための製薬輸出国となり下がったドイツ（当時は西ドイツ）が中心となって国連のメンバー国に働きかけ、すべての特許医薬品以外のビタミン・ミネラルや特許の関連しない自然治療を禁止した

・アメリカ国内でロックフェラーが近代医療の独占を成し遂げた方法をそのままコピーして世界規模に発展させただけのこと。こうして世界でも特許医薬を中心とした近代医療がスタンダードとなっていった

（『医療ビジネスの闇――〝病気産生〟による経済支配の実態』崎谷博征著　学習研究社より抜粋）

ロックフェラーは、**薬を使わずに健康になる方法を徹底的に排除していった。その結果、天然由来の栄養素は効果・効能を謳うことができなくなった**のです。

公的機関も、製薬会社のワクチン販売の隠れ蓑になっている？

製薬会社のワクチンは、薬以上にドル箱と言われています。利益を確保するために、ビッグ

ファーマやそれを操るロックフェラーはなりふりかまわぬビジネスを展開しました。

「ワクチン神話は、近代医学が巧みに人々に押しつけた最も広範囲にわたる迷信であるが、同じ理由で、最も利益をあげているのもこのワクチンである。このワクチン神話は、それを支える科学的根拠など何一つないにもかかわらず、最もしぶとく生き延びる神話の一つでありつづけるだろう。

種々の伝染病はすべての国で、ワクチンやその他の療法が導入されたかどうかに関係なく、蔓延したかと思うと下火になり、やがて事実上消滅していった、といっても今や過言ではない。その結果として唯一明らかになったのは、種々のワクチンによって引き起こされた広範な薬害である」（『医療の犯罪一〇〇〇人の医師の証言』 ハンス・リューシュ編　太田龍訳　三交社）

この発言以外にも、ワクチンには多くの疑問が投げかけられています。

たとえば、製薬業界は、WHO、世界銀行、ユニセフ（国際連合児童基金）、それに民間の医療機関などを隠れ蓑にして影響力を維持しているとも言われています。

「ユニセフは過去50年間にわたって、製薬業界からワクチンを買い上げて発展途上国へのワクチン供給を続けています。２００９年には８億６０００万ドルもの資金をワクチンにつぎ込んでいます」

「国境なき医師団は、グラクソ・スミスクラインやロックフェラー財閥から資金を集め、発展途上国での製薬ビジネスを促進しているのです。国境なき医師団の本当の使命は、ビッグファーマや欧米の財閥から資金を集めて第三世界で薬の販促をすることと、エイズ治療薬の毒性を隠すために組織的にリパッケージング、リラベリングをおこなうことなのです」

（『医療ビジネスの闇――〝病気産生〟による経済支配の実態』崎谷博征著　学習研究社）

リパッケージングとは、「重い副作用の薬剤情報や副作用注意事項を取り除き、他の入れ物にパッケージし直す」ことです。リラベリングとは、「必要な情報を削除したパッケージに、国境なき医師団のロゴを貼る」ことです。

国境なき医師団は、危機に瀕した人々への緊急医療援助を主な目的とし、世界60ヵ国以上で活動しています。１９９９年にはノーベル平和賞を受賞しています。製薬会社の目的を果たそうとしているのではないかもしれませんが、結果的にワクチン販売に加担することになっていると指摘されているのです。

近代医療が発達すればするほど、病人は増え続ける

近代医療の成立と世界支配の裏事情を、駆け足で見てきました。

先進国では、西洋医療が唯一の科学的療法と認められています。その先進国では医療費が上

がり続け、日本の医療費は約38兆６０００億円（２０１１年度）です。

２０１４年は40兆円を超えると予想されています。特に、医療費の中で薬剤費が占める割合はドイツ15・１％、アメリカ11・９％、イギリス11・８％ですが、**日本では20・１％を占め（２００８年）、世界一の〝薬漬け大国〟**と言っても過言ではありません。

21世紀のアメリカ産業界で、世界をリードしている産業は何でしょうか？

アメリカの産業別売上げでは、インターネット産業を除くと、製薬業界が第一位です。

ビッグファーマだけで約50兆円の売上げがあり、利益率は過去20年にわたって製薬業界が最高を記録しています。

「そのシンボルが世界最大のメーカー『ファイザー製薬』である。年間売り上げ６兆円、うち純利益１兆円、なんと利益率17％というお化け企業こそが、アメリカ産業界のボスなのである。他にも売上高３・５兆円で世界第３位の『メルク』など、上位トップテンのうち５社がランクイン、世界の医薬品市場80兆円の約半分以上をアメリカ企業が叩き出している。アメリカは医療分野で、文字通り、最強なのである」（『人殺し医療――マフィアが支配する現代メディカルシステム』ベンジャミン・フルフォード著　ＫＫベストセラーズ）

ファイザー製薬も、ロックフェラーが所有する会社です。

近代医療は発達しました。世界の医薬品市場も巨大になりました。しかし、近代医療が発達すればするほど、医薬品市場が巨大になればなるほど、病人は増え続けています。

近代医学（西洋医療）は、ある一面（救急医療）では大きな役割を果たします。ただし、そこで用いられる薬はあくまで症状を抑える対症療法であり、根本療法ではないことの証明です。もう一つ、病人が増え続けている理由があります。それは、診断基準です。

「製薬会社は、病気が増えるほどマーケットが拡大するので、病気を新たに〝創作〟することは金脈を掘り当てることに等しいのです。こうした病気のマーケット拡大は、精神科領域にとどまりません。循環器科の高血圧の基準も改定ごとに下げられています」

（『医療ビジネスの闇――〝病気産生〟による経済支配の実態』崎谷博征著　学習研究社）

ここで紹介したような本で語られているのは主にアメリカの事情ですが、日本もほぼ似たような状況です。

みなさん驚かれると思いますが、実は現在、先進国と言われている国の中で、日本はこの分野で最も遅れていると言われています。検査機器や技術など、進んでいる部分もありますが、西洋医療一辺倒という考え方・医療体制として、20〜30年遅れているということです。

「近代医学は健康を否定するものである。人間の健康管理を供与するように組織されてはおらず、制度として自己によいようにのみ組織されている。それが治癒する人間の数よりさらに多くの人々を病気にしています（社会学者、哲学者、神学者で『医学の復讐』の著者であるイヴアン・イリイチのインタビュー）」

（『医療の犯罪一〇〇〇人の医師の証言』　ハンス・リューシュ編　太田龍訳　三交社）

ここでは、初めて聞くとビックリするような話も紹介しました。

「なるほど」とうなずく方もいれば、「そんなバカな」と思った方もいたでしょう。この情報をどう受け取るかもまた、あなたのリテラシー次第です。

本来するべきことは、病気という體の仕事を助けること

医療と製薬業界についての話が長くなってしまいました。話を本題にもどします。

病気は、體の仕事の結果です。そこで、私たちが本来するべきことは何でしょうか？

病気という體の仕事を助けること。それが答えです。古代ギリシャの医聖・ヒポクラテスはこう言っています。

「病を治すのは医師ではなく、体である。……**人は身体の中に１００人の名医を持っている。その１００人の名医とは自然治癒力であり、**医師はそれを助ける手伝いをする」

このヒポクラテスの名言を知ったうえで、それをどう活かすかが最重要です。自然治癒力が１００％発揮されれば、どんな病気も治ります。逆に言うと、自然治癒力以外で治ることはあ

りません。エネルギーの取り込み方や潜在能力を含めると、１００％以上にすることもできます。

先に、「病気には3種類ある」と述べました。では、それぞれで何をすべきなのでしょうか？
・警告としての病気……根本対策は、気づいて調整すること
・代行としての病気……根本対策は、気づいて調整すること
・排毒作用としての病気……排毒の仕事を手助けし、早く終わるようにすること（温める、水分を補給する、果物以外はできるだけ食べない、体を休めることなどになります）
根本対策の「気づいて調整すること」には、悪い生活習慣の改善も含まれます。

では具体的には、どのように手助けすれば良いのでしょうか？

先に、「発熱をともなう風邪は大掃除」と言いました。風邪を例に説明します。

体の自然治癒力が高まる手助けをする。これが基本的な考えです。

まず、風呂です。42～45℃くらいの熱いお湯にしっかり短時間浸かり、しっかり汗をかくこと。ダラダラと長く入ってはいけません。体力を消耗させてしまうからです。風呂から出たら暖かくして、ゆっくり自然に熱を冷まして安定したところで布団に入る。これが良い対策です。

ビタミンCの入った天然ジュースを飲むのも良いことです。飲み物は多いほうが良いのですが、冷たいまま飲まないこと。できれば、40℃以上の温かいものを飲むようにします。

風邪で熱が出たら風呂に入らず、とにかく頭を冷やす人がいます。さらに、薬を飲む人もい

ますが、これは最悪です。

薬は、強制適用が役割です。症状を抑えることが役割で、本当の意味で治しているわけではありません。問題を先送りしていると同時に、石油から合成される薬そのものの毒が入ってきます。毒が蓄積され、大病につながります。ここが怖い問題です。

そもそも風邪薬というのは、この世にはありません。テレビＣＭを注意して見てみてください。「風邪に効く」とは言っていないですよね。「風邪の症状に効く」と言っています。たとえば、解熱剤、頭痛薬といった薬は症状を抑えても、かえって風邪を長引かせます。39℃台までの熱は自然に任せ、無理に下げてはいけません。理由は、薬の服用は、自然治癒力が高まる手助けをするその正反対の行為だからです。

ＰＥＮＣコントロール®で、體の仕事に協力する

病気の本質と本質的な対策が理解できたところで、あらためて質問をします。人にとって、次のどちらが大切でしょうか？

①自然療法を用いて免疫力を上げること
②薬（対症療法）を用いて痛み（症状）を取る

①は「治癒の道」ですが、治癒にともなう痛みや排毒の不快感に耐える必要があります。

②は「病気悪化」の道です。多少は楽になりますが、免疫力が低下します。免疫が低下してもなお十分な免疫力があれば、その間に体は自ら治します。

ただし、免疫力にも限界があります。薬の量が増えたり、常用を続けると徐々に薬そのものの負担のほうが大きくなっていき、がんなどの大病や死に至ることにもなります。

体は、自分で治す力を持っています。

しかし、ほとんどの人は自分の力を信じる前に医師を信じ、頼ります。西洋医療でやっていることの良し悪しは別にしても、まず医師に盲目的に頼ることが問題です。

大切なことは、まず自分の生活を見直すこと、なにが問題だったかを見直すことです。そして、改善する努力をすることが基本です。ただし、救急の場合はこの限りではありません。生命を救うことが最優先だからです。

病気は、症状を抑えれば一件落着ではありません。肝心なのは、体の仕事に協力することです。そのためにP、E、N、Cの4項目をコントロールすること。それが本書のテーマです。

PENCコントロールは、ペンジュラムクラブ代表の藪塚陽一先生が商標登録（商標4953175号）しています。藪塚先生から、私は直接PENCコントロールの手ほどきを受けました。

ＰＥＮＣコントロールの**「P」は、「poison（毒）」**のことです。具体的には、「体に入れる毒をどう減らすか、入った毒をどう効率よく出すか」になります。

ＰＥＮＣコントロールの**「E」は、「energy（エネルギー）」**のことです。

排毒には、エネルギーが必要です。そして、生涯に生産できるエネルギーの総和は、若干の個体差はあるものの、ほぼ一定です。エネルギーのコントロールは、「限られたエネルギーを使って免疫力をどう上げるか、毒を出すためにどうエネルギーを節約し、回すか」になります。

ＰＥＮＣコントロールの**「N」は、「nutrition（栄養）」**のことです。

排毒には、ミトコンドリアを働かせ、エネルギーを産生するための栄養素も必要です。栄養のコントロールは、「細胞内で熱を生み出すミトコンドリアを働かせるために不可欠な栄養、不足しがちなビタミンやミネラルをどう摂るか」になります。食の大切さの話です。

ＰＥＮＣコントロールの最後の**「C」は、「circulation（循環）」**のことです。

排毒には循環も重要です。循環のコントロールは「血液・リンパ液の循環をどう促進するか」になり、「氣の正常な流れ」がキーになります。

次の第３章から、Ｐ、Ｅ、Ｎ、Ｃのコントロールについて順にお話しすることにします。

第3章

P（poison＝毒）をコントロールする

PENCコントロール®

病気をなくす「排毒の公式」がある

第3章では、P（poison＝毒）のコントロールについてお話しします。「体に入れる毒をどう減らすか、入った毒をどう効率よく出すか」が、毒のコントロールです。

毒とは「微量で代謝に影響を与えるもの」で、毎日発生しています。

どんなものが毒かは後で触れるとして、体には排毒という仕事がありました。病気の原因は、その処理残りの毒でした。そこで、毎日発生する毒の総和と排毒能（排毒の能力）の間で、病気にならない次のような公式が成立します。

病気にならない公式＝毎日発生する毒の総和≦排毒能（排毒の能力）

毎日発生する毒の総和より排毒能のほうが高ければ、病気はありません。

人は多細胞動物ですが、単細胞動物と多細胞動物では環境が異なります。

単細胞動物も代謝活動をして、エネルギーを取り入れて排毒します。ただ自分を取り巻く環境は空間が広く、排毒もそれほど難しくはありません。うまく毒を出せば生き続けることができます。

ノーベル医学賞を受賞したアレクシス・カレル博士は、次のように述べています。

「細胞は不死である。変質するのは単に細胞が浮かんでいる液体のほうだ。この液体を周期的に取り替え、細胞に必要な養分を与えれば、私たちが分かっている限りでは、命の脈動は永久に続くかもしれない」

カレル博士にこう言わせた理由は、「永遠に生き続ける細胞」を証明したからです。

博士は、ニワトリ胚の心臓組織を、培養液の入ったガラスフラスコに入れました。そして、その組織を48時間ごとに新鮮な栄養物が入った新しいフラスコに移し、生存と健康を20年間保ち続けたのです（培養液の入れ替えを怠り、細胞が死滅し、実験終了）。

理想的な環境下では、細胞は不死です。細胞の周りの液体の変質が、細胞の寿命を縮めるのです。

人のような多細胞動物は、細胞膜を接して細胞同士が密着しています。その細胞の間を、体液が流れています。１個１個の細胞の代謝活動で細胞から毒が出てきますが、体液がその毒をきちんと流してくれないと、そこで毒が停滞してしまいます。**寝ている間に、リンパ内の細胞外体液中の毒が処理できれば、細胞は健康を維持できます。**約60兆個の細胞間を流れる体液がいかにスムーズに流れるか、排毒ではここが重要なポイントになります。

毒にはさまざまなものがある

毒は體のバランスを崩しますが、毒にはさまざまなものがあります。

・日本の水道水（約1万種類の化学物質が含まれると言われている）
・食品添加物、農薬
・肉（特に陸上の動物）
・病院で処方される薬（微量で代謝に影響を与えるもの）
・環境ホルモン（新建材など。肺に直接入るものと皮膚から入るものがある）
・電磁波（特に、長時間のパソコンや電気カーペットの使用）
・ストレス（体内に毒が生まれる）
・放射性物質（特に、福島第一原発事故後の飲料水・食べ物による内部被ばくの問題）
・皮膚から入る化学物質（日用品、化粧品など）

これは一例で、私たちの生活にはさまざまな毒がまだまだあります。

「なぜ、タバコがここに入っていないの？　タバコはがんの元凶だし、毒じゃないの？」

こう不思議に思う方もあるでしょう。

がんにはイニシエーション（引き金）、プロモーション（促進）、プログレッション（進展）という3段階の考え方があります。

しかし、タバコ自体で病気になるわけではありません。環境が悪いとタバコはプロモーター（プロモーションの作用をする物質）となり、結果的に病気を起こすのです。

確かに、タバコには農薬などの原因物質もたくさん含まれています。

しかし、タバコの害を考える時、環境を考えなければなりません。タバコに関してリスクファクターを考えるのであれば、環境のほうが大きいと言えます。

世界には、子どもの頃からタバコを吸っているような地域があります。一生タバコを吸いますが、がんなどの病気にはなりません。自然環境が良く、無農薬のタバコであれば、タバコ自体はそれほど悪いものではありません。無農薬のタバコは、輸入すれば日本でも手に入ります。

ただ環境が悪かったり、生活習慣が悪かったりすると、無農薬のタバコでもプロモーターになってしまいます。**日本の環境ではやはりタバコは毒になり、がんの原因になります。**

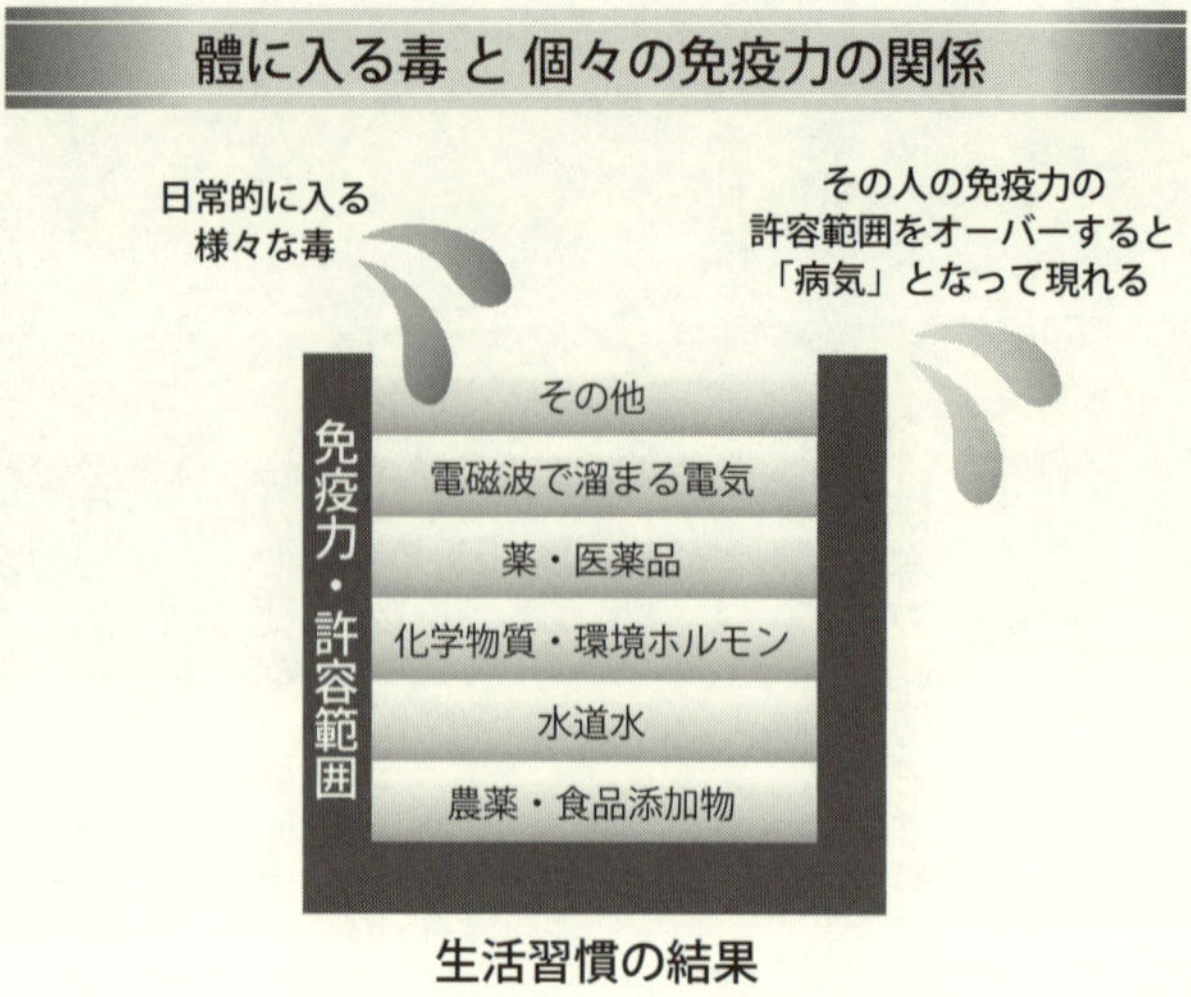

體に入る毒と免疫力の関係

今お話したように、食を含むいろいろな生活習慣などで体には日常的にさまざまな毒が入ってきます。そして、人の免疫力には許容範囲があり、個人差があります。

寝ている間に排毒されれば病気はないのですが、あまりにも毒が多いと毒は残ります。

残った毒で排毒の能力も低下し、免疫力も低下します。これは非常にまずい悪循環です。

処理残りの毒が許容範囲を超えた時、体には毒があふれて病気になります。

「なぜ、自分は急に病気になったのか」
「なぜ、自分だけがこんな病気になるのか」

病気になるとこう思ったりしますが、突然、病気になったわけではありません。

症状は急にあらわれたかもしれませんが、これまでの生活習慣で体内に毒を溜めてきています。免疫力が低下し、その毒が許容範囲を超えて体にあふれた時、症状として急にあらわれただけなのです。**病気という体の仕事が必要になった**ということです。

がんも認識されるまで3年、10年、20年かかります。毒が許容量を超えたことでがんができ、育ち始め、大きくなり、がんと認識されるまでに3〜20年かかるのです。自動的に育つのではありません。**生活習慣を改めず、体内の毒・悪循環の環境を維持し続けることが、がんが育つ条件なのです。**

皮膚から入る毒は排毒されにくく、90％が体内に蓄積される

毒と言えば、少しでも健康を勉強した人は食べ物を意識します。しかし、食べ物だけではなく、皮膚から入る毒もあります。

皮膚から入る毒にはシャンプー、洗剤、化粧品、歯磨き剤、虫除け・抗菌グッズ、生理用ナプキン……などがあります。こうしたものは、石油を原料とする化学物質が含まれています。

石油化学製品は１９２０年頃から使われ出し、１９５０年頃から一般化しました。約60年の

体への蓄積（食べ物 VS 皮膚）

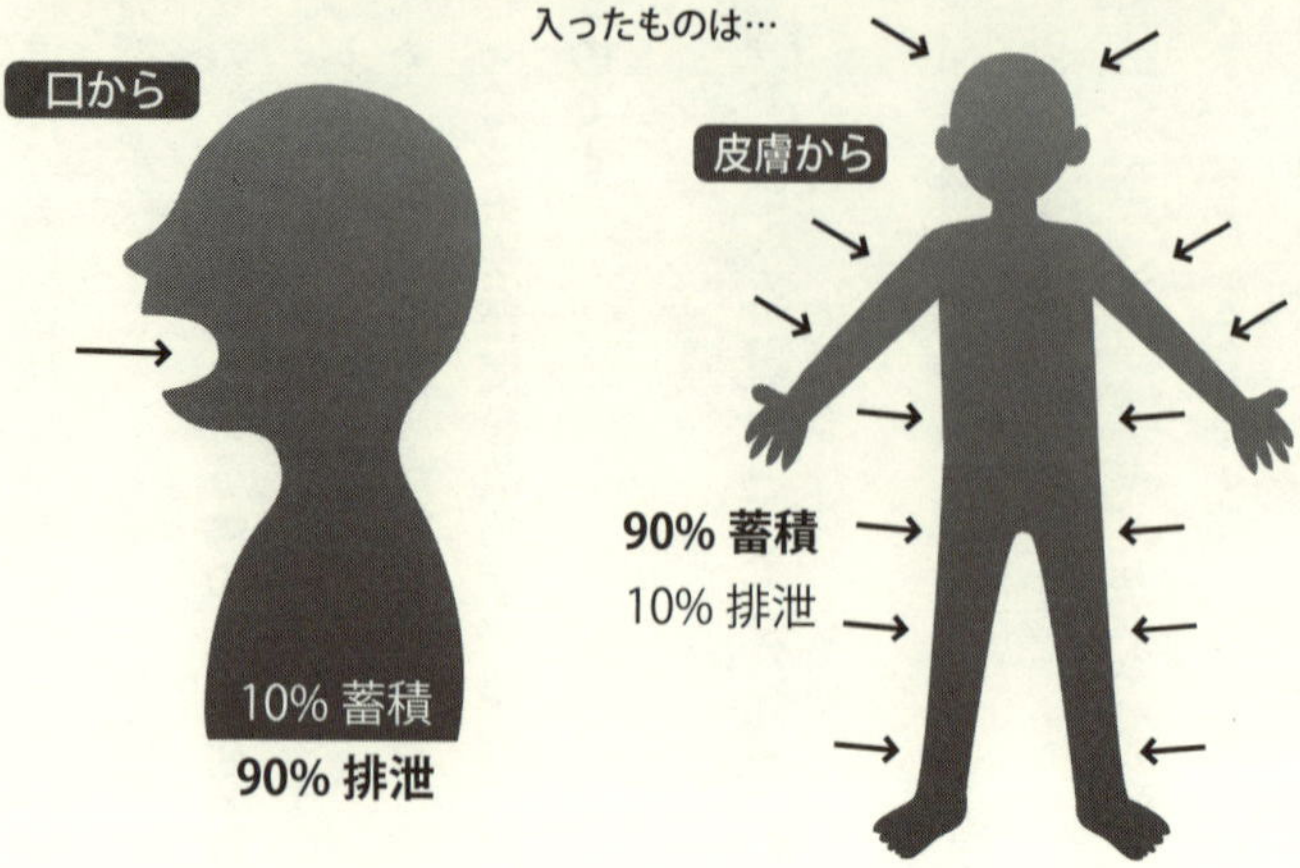

体の各部分の経皮吸収率（腕の内側を 1 としたとき）

1967 年
「ステロイドを使用した人」の
経皮吸収の比較

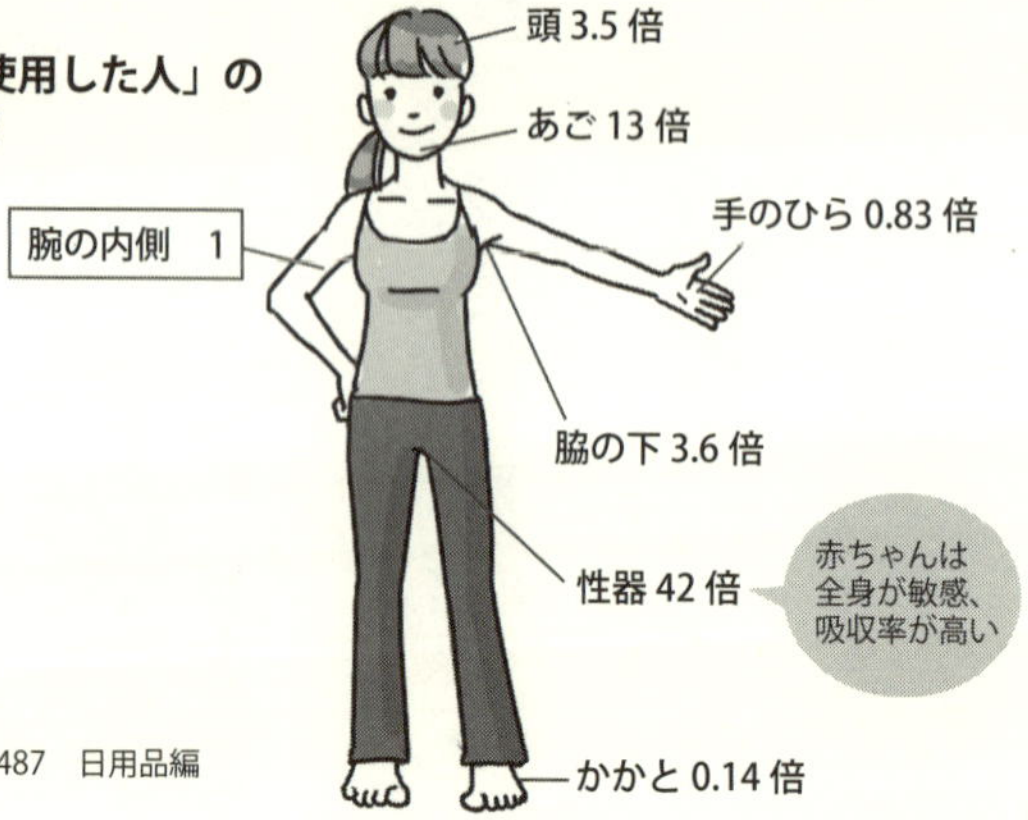

経皮毒データブック 487　日用品編
日東書院発行より

歴史があるわけですが、その怖さは年々明らかになっています。

まず、口から入る毒と、皮膚から入る毒には見逃せない大きな違いがあります。それは排出される割合です。口から入る毒は肝臓が処理し、10日目には約90％が排出されます。蓄積されるのは10％程度です（いずれは肝臓を壊しますが）。

一方、皮膚から入る毒は排毒しにくく、10日目に排出されるのはわずか10％ほどです。90％は血液に混じって流れていき、直接体に影響を及ぼします。

そして体の各部分により、経皮吸収率は異なります。それぞれの部位に使われる製品・石油由来成分を認識し、可能な限り避けることが大事です。

経皮吸収の比較では、腕の内側を1とした場合、あご13倍、ひたい5倍（化粧品等）、頭3・5倍（シャンプー）、性器42倍（生理用ナプキン）となっています。また、赤ちゃんは全身が敏感で吸収率が高いので、紙おむつやローション（ミネラルオイル＝鉱物油）などは要注意です。

特に怖いのが合成界面活性剤。歯磨き剤には要注意

石油化学物質の中でも、特に怖いものが合成界面活性剤です。

合成界面活性剤は、自分に健康被害を与えるだけではありません。遺伝子まで傷つけるので、

自分の子どもや孫まで影響する可能性があるのです。

合成界面活性剤が含まれているもので、あまり注意しないものに歯磨き剤があります。

一説によると、歯磨きすればするほど虫歯になりやすいと言われています。歯を磨く習慣がまったくない国もありますが、その国では虫歯が少ないというデータもあります。

従来の歯磨き剤に含まれている合成界面活性剤は、台所で使う合成洗剤の主成分と同じものです。そうした歯磨き剤を使うことは、台所で使う合成洗剤で歯を磨いているのと同じことになります。

従来の歯磨き剤で、怖い実験があります。従来の歯磨き剤を使った後8回口をゆすぎ、合成界面活性剤の残留度を測定したのです。どんな結果が出たと思いますか？

結果は、合成洗剤の主成分と同じ**ラウリル硝酸ナトリウム**が4・1ｐｐｍも残留していました。水道水質基準は0・2ｐｐｍですから、その20倍を超える数値です。

合成洗剤の環境影響に関する調査によると、0・45ｐｐｍの濃度で、ヒアユの50％が死んでいます。歯磨き後の口の中は、その10倍もの濃度になっています。毎日、そうした怖い歯磨きを行っているわけです。

歯磨きにかかわらず、**殺菌という考え方が問題**です。体は菌とともに生きています。腸内細菌が有名ですが、皮膚にも常在菌がいます。常在菌は体を守っています。体を城とすると、常在菌は城を守る味方の兵です。そこに、外部から敵兵が攻め込んできます。殺菌という考え方は、敵も味方も見境なく一挙に殺してしまう考え方です。体を洗う時、石鹸を使います。すると、常在菌も洗い流すことになります。体という城を守る味方の兵がいなくなりますから、体は無防備な状態になります。無防備な城（体）には、敵が簡単に侵入してしまいます。そうしたことが、日常生活の中で起きています。殺菌という考え方を改める必要があります。

歯磨き剤に話をもどすと、口の中を完全に殺菌してしまうと、善玉菌も悪玉菌も死にます。その後で菌がまた増え始めますが、最初に繁殖し始めるのは悪玉菌です。善玉菌は、その後で増えてきます。平均すると、口の中を悪玉菌が支配している状況ができることになり、ここに歯磨き剤を使う歯磨きの大きな問題があるのです。口の中の環境にとっても、体全体にとっても、これは望ましいことではありません。歯を磨くのであれば、殺菌をしないブラッシングが良いですね。特に、砂糖類や油類を食べたあと、ブラッシングは必要です。また、天然成分の場合、悪玉菌のみを選ぶものもあります。

石油由来成分を使う化粧品も、経皮毒になる

経皮毒には、化粧品（シャンプー等も含む）もあります。化粧品は石油由来成分を使い、防腐剤も使っているからです。

最近でも、化粧品による白斑の健康被害が報道されましたね。過去にも黒皮症が裁判になったことがありますが、それらは氷山の一角にすぎません。

こうした裁判では、化粧品メーカーがまず勝訴します。

なぜ、化粧品メーカーが勝つのでしょうか？

「では、あなたは当社の化粧品だけをずっと使っていますか？」

化粧品メーカー（代理人の弁護士）から、訴えた人（被害者）にこの質問が必ず出ます。生まれてからその1社だけの化粧品を使っていれば勝訴する可能性もありますが、そんな人はまずいません。裁判を起こしても原因が特定できず、被害者は裁判に負けてしまうのです。

最近のニーズに応え、化粧品メーカーは、いかに自社製品が良いかを謳い、競っています（ナチュラル、自然派、オーガニック等）。また、無添加、無〇〇と強調します。しかし、そのイメージ戦略には盲点があります。悪いものが一切入っていないとは言えないのが現状なのです。

化粧品でも食品でも何でもそうですが、**良い成分が入っていること以上に、悪い成分が入っていないことの方がむしろ重要**です。毒の定義を思い出してください。「微量で代謝に影響を与えるもの」でしたね。化粧品に含まれる成分は、ざっと３０００種以上ありますが、その中でも特に避けた方が良いものを挙げておきます。

ミネラルオイル（流動パラフィンのこと。鉱物油）、BG（1.3ブチレングリコール）、PG（合成界面活性剤）、～DEA、～TEA、～MEA、～PEG（合成界面活性剤）、メチコン、ジメチコン（シリコン成分）、フェノキシエタノール（防腐剤）、ラウリル硫酸ナトリウム等です。

一般の方は、そんな危険な石油成分が入っていることすら考えたことはないと思います。お持ちの製品の成分表を見てください。逆に少し勉強した人は、こう言うかもしれません。

「でも、石油由来成分を使っていない化粧品なんてないんじゃないの？」

いいえ、日本でも石油由来成分ゼロ、防腐剤（フェノキシエタノール、パラベン、もしくはBG）すら入っていない化粧品および日用品をつくる会社が唯一あります。「それでは腐ってしまうし、認可がおりないのでは？」と思われるでしょう。実は、天然の植物のかけ合わせだけで防腐効果を出しています。長年にわたる研究と企業努力の結果です。

製品コストは普通の化粧品の３～5倍ですが、最終的な販売価格は同程度に抑えられています。信念のある会社です。宣伝は一切行っていませんが、口コミで広がっています。

女性にとって最大の経皮毒は、生理用ナプキン

女性にとって、生理用ナプキンも重大な問題です。

生理用ナプキンから出る毒は、デリケートゾーンから直接吸収されます。

先の経皮吸収率を思い出してください。**性器の経皮吸収率は腕の内側の42倍と高く、タンポンはさらに危険です。紙オムツの経皮吸収も同じです。**

「成人女性の83%が感染症にかかっている。その内、62%がナプキンの質が悪いため」

WHOはこう発表しているのです（日本に対しては名指しで警告しています）。

1990年代に、イギリス政府は、タンポンにダイオキシンが残留している可能性があると発表しています。ダイオキシンは、青酸カリの400倍の毒性を持つ物質です。民間機関が調査した結果、何と市販されているタンポンに残留していることが分かっています。

イギリスの発表を受け、米国FDA（食品医薬品局）は調査に入っています。その結果、どうだったのでしょうか？

「女性の生理用ナプキンやタンポンから体内に吸収されたダイオキシンは、子宮内膜症、卵巣がん、腺がん、子宮体がん、リンパ悪性腫瘍を引き起こす」

ＦＤＡはこう発表しているのです。

日本では、１９８５年から子宮頸がんが急増しています。現在、世界一となっています。１９８５年から、生理用ナプキンに再生紙が使われ始めています。これは、偶然とは言えないでしょう。

また、**日本の夫婦の３分の１は子どもができません。日本では、妊娠したことのある女性の41％が流産を経験しています**（厚労省研究班の調査　２００９年）。日本では少子化が問題になっていますが、その最大の原因は生理用ナプキンから出る毒と言えるかもしれません。

少子化の原因は、一般には経済的理由とされていますが、実際には精神面も含めた健康面がメインの原因だと思います。民間のアンケート調査でも、そのような結果が見られています。

また、奇形児も、枯葉剤を散布されたベトナムを抜いて日本は世界一です。日本の焼却炉の影響なのか、日本の土壌のダイオキシン濃度が世界一であることも関係している可能性はあります。

多くの先進国では、再生パルプの塩素漂白を禁止しています。日本には、どこを探しても塩素漂白を禁止する法律が未だに存在しません。結果、日本の企業は努力をせず、綿やレーヨンを〝塩素〟漂白した、ダイオキシン残留の疑いのある生理用ナプキンやタンポンを製造し続けているのでしょう。

子宮頸がんワクチンは、さまざまな問題が報告されている

女性にとって、子宮頸がんワクチンも毒の問題です。海外では、まだ認可されていない国も多数あります。

日本では、子宮頸がんワクチンを義務化しようとする動きがありました。しかし、重大な副作用が指摘され、ワクチン接種を勧めようとする動きは保留になっています。

子宮頸がんワクチンの危険性は、最近になって分かったことではありません。

「インドでは子宮頸がんワクチンである、メルク社製の『ガーダシル』の公的医療における有用性と受容性を調べる2年間の研究プログラムがおこなわれ、その結果、ガーダシルを接種した120人の女子の中から、4人の死亡を含む多数に問題が生じました。ICMR（The Indian Council of Medical Research／インド医療研究評議会）がただちにこのプログラムを停止するよう命じています」

（『医療ビジネスの闇――〝病気産生〟による経済支配の実態』崎谷博征著　学習研究社）

子宮頸がんワクチンは、アメリカやヨーロッパでも問題になっています。

「アメリカ連邦政府のワクチンの有害事例通知システム（VAERS）には、2006年に子

宮頸がんワクチンが導入されて以来、９０００件以上の問題報告（死亡以外の健康被害は、胃障害、てんかん、頭痛や早発初経）を受け取っています。この問題の中には、少なくとも28件の自然流産と32件の死亡例が含まれています。ヨーロッパでも、２００７年には、オーストリアでの19歳の女性、続くドイツで18歳の女性が、ガーダシル接種後に死亡しています。２００９年には、イギリスでグラクソ・スミスクライン社のＨＰＶ（ヒトパピローマウイルス）ワクチン『サーバリックス』の接種直後に、14歳の少女が死亡しています」

（『医療ビジネスの闇――〝病気産生〟による経済支配の実態』崎谷博征著　学習研究社）

発展途上国では、子宮頸がんは女性の主要な死因の一つに挙げられています。

子宮頸がんで死亡する90％近くは、実は発展途上国の女性です。

一方、先進国での子宮頸がんによる死亡はそう多くはありません。たとえば、アメリカでは毎年６００万人以上の女性が感染していますが、子宮頸がんで死亡する女性は３９００人以下と言います。それでも子宮頸がんが怖いから、日本ではワクチン接種を勧めました。その結果が、すでに明らかになっていた副作用騒動だったのです。

子宮頸がんはウイルスが原因ですが、免疫力が高ければがんになりません。また、正常と前がん状態を一進一退する時期を経て、数年かかって進行します。

予防にはワクチンではなく、定期検診が重要です。発見もしやすく、早期に発見すれば

100%根治し、出産も可能です。当院でも、手術なしで子宮頸がんが治った方はおられます。

肺から毒を入れないために、口呼吸をやめて鼻呼吸にしよう

口呼吸をすると、肺からさまざまな毒が入ってきます。肺から毒を入れないためには口呼吸をやめ、鼻呼吸にすることです。

人は本来、鼻で呼吸するようにできています。それは、体を防御するためです。鼻呼吸をすれば、入った空気は鼻腔の2cmのところで体温と同じ温度（37〜38℃）となり、湿度はほぼ100%になります。その環境でバクテリアは殺され、体は防御されます。

口呼吸で喉の温度が1℃下がると、扁桃腺からばい菌が入ります。ばい菌が白血球で運ばれると、脳下垂体と副腎が冒されます。すると、循環器系のすべてをコントロールしているステロイドホルモンのバランスが崩れます。ミトコンドリアの働きが悪くなり、**脳症炎や自閉症の原因になります。**

また、口呼吸では、侵入してきたバクテリアが肺に入ってから白血球が処理をします。その処理を続けていると、エネルギーが消費され続け、寿命を縮めます。

大気汚染より、室内空気汚染のほうが怖い

今の話は、一般的な菌の話です。口呼吸をやめて鼻呼吸にする。昔であれば、これで防御することができました。しかし、現代は鼻呼吸をしても逃れられない危険な物質があります。それは、合成香料や化学物質の微粒子です。

揮発したこれらの微粒子は、室内を漂い続けています。これらの微粒子は、鼻呼吸でも粘膜から入ってきてしまいます。皮膚からも入ります。もちろん、口呼吸で直接肺に入れることより、鼻呼吸のほうがましなことは確かです。

空気汚染では大気汚染が問題だと思っている人もいますが、違います。

「世界中で、汚染された空気が原因で、年間約３００万人が死亡している。**その内の93％に当たる約２８０万人は、汚染された室内の空気によって死亡している**」

これはＷＨＯの発表です。この発表では、大気汚染が原因の死亡者は20万人（７％）です。本当に問題にすべきは、室内空気の汚染なのです。

特に、建材関係（新建材や壁紙）には危険なものがあります。新築では対策をほどこしているところも増えていますが、一時期ほどは言われなくなっています。

私の知人で、ピアノメーカーの防音室を購入した方がいます。防音室でピアノを弾き始めると、化学物質過敏症になってしまいました。接着剤か何かが問題だったのでしょう。それまでの積み重ねもあったとは思いますが、最後の引き金になったのは明らかに防音室のようです。

環境ホルモンは脳を変形させ、凶悪犯をつくる!

毒には、環境ホルモンもあります。環境ホルモンは「内分泌かく乱物質」と呼ばれています。代表がビスフェノールA、フタル酸、パーフルオロオクタン酸などです。

ビスフェノールAは、哺乳瓶、おしゃぶり、保存容器、サランラップなどに使われています。健康被害として脳神経へのダメージ、乳がんや前立腺がんの進行、多動症、学習障害、糖尿病、肥満、免疫異常、精子のダメージ、心臓疾患、肝臓障害などがあります。

アメリカ人の98%からビスフェノールAが検出され、臍帯血からも通常検出されます。

フタル酸はフローリング、カーテン、ケーブル、洗剤、ホースなどに使われています。健康被害としては停留睾丸、尿道下裂、精巣がん、多嚢性卵巣症候群、前立腺肥大、思春期早発・遅発症、乳がん、子宮筋腫などがあります。医療行為により、フタル酸で血液が汚染されるケースも多くあります。

パーフルオロオクタン酸は、テフロン加工に使う過フッ素化合物です。缶などに塗っている物質もあります。

缶を温めると、その毒がより出てきます。**コンビニなどでは缶やペットボトルを温めて売っていますが、温めるとよりリスクが高くなります。**温めることで、毒を強くしているとは誰も思いませんね。ここは注意が必要です。

１９８６年から２００６年にかけ、商業的に使われた化学物質2万２０００の内、環境残留性と生体蓄積性のある６１０種が特定されています。その大半はまだ危険性が解明されていません。

環境ホルモンの内、研究されているものはその危険性が明らかになっています。ただそうしたものは限られていて、研究されていないものがほとんどです。環境ホルモンの複合汚染に関しては、研究も解明もその方法がありません。

解明されないものに対しては、企業も責任を負わなくてもすみます。だから、使用にブレーキがかかりません。

環境ホルモンに関し、知っておいてもらいたい歴史上の事実があります。

環境評論家の船瀬俊介氏もよく言われていますが、１９９５年11月、シシリー島に世界の環境ホルモンの専門家18人が集まり、国際会議が開かれています。世界中の環境ホルモンのデータを持ち寄った結果分かったことは、**生殖系の破壊だけでなく、精神が冒されるという事実です。そこで急遽、「シシリー宣言」が発布**されています。

「環境ホルモンは、

①脳の発達を阻害する
②精神行動に異常を起こす
③衝動的な暴力・自殺を引き起こす
④奇妙な行動を引き起こす
⑤多動症を引き起こす
⑥IQが低下する

人類は、50年間の間に5ポイントIQが低下した。人類の生殖能力と脳が侵されたら滅ぶしかない」

これがシシリー宣言の内容です。**日本のマスコミは、一行一句もこのシシリー宣言のことを書きませんでした。石油化学資本が握りつぶしたと言われています。**

建築材もひどいものです。今の住宅は、ほとんどがビニールの壁紙（クロスという製品名がついていますが、ビニール等の化学物質）です。特に新居に入ったとたん、精神的におかしくなるケースが多いと聞きます。子どもたちがキレる原因とも言われています。

今の日本は**子どもがキレるケース**が多いほか、**幼児虐待**、**凶悪犯**なども増えています。これらの犯罪と脳の関係において、左右の脳の変形比率で恐ろしいデータがあります。

普通の犯罪者は脳のいびつ、変形、異常発達が14％なのに対し、殺人者は53％、二人以上の連続殺人鬼は87％と、異常な数値が示されているのです。凶悪犯罪の陰には環境汚染があり、化学物質の害があるのです。

社会は凶悪犯を突然変異的な存在として蔑視しますが、社会のひずみの中で生まれた被害者であるかもしれません。最終的には国の責任。それを変えるのも市民ですが。

腸の温度が下がると、寄生微生物が増える

腸からも毒は入ってきます。腸から入る毒としては冷飲料、砂糖、肉、ＮＳＡＩＤｓ（解熱鎮痛消炎剤・免疫抑制剤）、抗生物質、マーガリン、ショートニングなどがあります。

経皮毒の話で、口から入ったものは90％排出できると言いましたが、それは腸を冷やさないという条件つきです。

健康はまず腸からと言われますが、腸内の温度が大切なのです。腸はいろいろなものを選別

し、血液に取り込んでいます。腸がきちんと働くためには、腸内の温度は最低でも40℃である必要があります。

腸内温度が0・5〜1・5℃下がると、血液に取り込むべきか取り込むべきでないかを選別する能力が低下すると言われています。この温度にはいろいろな学説がありますが、少なくとも1℃下がると問題が起きるようです。

腸内温度が下がると、バクテリア、未消化食物、腸内細菌は腸壁を通過して血液の中に入り、害になります。腸内細菌の善玉菌でも、血液の中に入ると単なる寄生微生物でしかありません。寄生微生物となった善玉菌は、体内の栄養を奪うことになります。

本来、糖類も直接血液に入ることはありません。

しかし、腸の温度が下がると、糖そのものが血液の中に直接入ってしまいます。血液の中にいる寄生微生物は、その糖分をエサに生きていきます。そうした寄生微生物が増えると、免疫力が低下してしまいます。

少し話が変わりますが、砂糖というものがどれだけ免疫力を低下させるかご存じでしょうか。

アメリカのロマリンダ大学のフォウスト博士の報告を紹介します。

白血球の一つに、食細胞と呼ばれるマクロファージがあります。**マクロファージは**、体内に入ったウイルスや細菌を素早くキャッチし、**通常14個の細菌を食べる能力を持っています。**これを「貪食能力」と呼びますが、免疫力の基本をになっているわけです。

フォウスト博士の研究によると、**ドーナッツを1個食べると、45分後には10個の細菌しか食べなくなります。**チョコレートシェイクでは2個にまで減り、バナナ・スプリット（フルーツパフェのような食べ物）では、わずか1個になってしまいます。それだけ免疫力が低下してしまうというわけですね。

砂糖の毒物薬理に詳しい日本大学の田村豊幸名誉教授も、**砂糖とマクロファージの貪食能力の関係**を実験しています。

ドーナッツでは同じ結果で、**アイスクリームでは1個にまで減っています。**炭酸清涼飲料水にも、スティック砂糖10本分（30ｇ）の砂糖が入っています。**炭酸清涼飲料水を飲むと、マクロファージの能力は何とゼロ！**　つまり、まったく細菌が処理できなくなるのですが、含まれている大量の砂糖が影響していると考えられるのです。

イギリスの有名な栄養学者ユキドン氏は、「砂糖（白砂糖）は万病のもと。国家が法律で禁止すべきだ」とまで断言しています。砂糖は、それほど危ない毒だということですね。

死亡する人の90％以上は、感染が直接の原因で死んでいる

人が死亡する原因（死因）にはいろいろありますが、直接の死因で怖いのは感染です。なぜなら、人の直接の死因の90％以上は感染と言われているからです。

感染を引き起こすものとして、病原性の細菌やウイルスが代表です。しかし、常在菌や非病原性のバクテリア（大腸菌、ビール酵母など）も原因になります。

体内で、常在菌や非病原性のバクテリア（大腸菌、ビール酵母など）が増えたとします。すると、酸素と栄養素が体から奪われ、チアノーゼで死亡することがあります。チアノーゼというのは、「運動などで心臓を激しく使うと、唇や指の爪が紫色になる状態」です。

たとえば、**授乳中の母親がコップ1杯の常温の水を飲むとします。** すると、**母親の腸内温度が低下して大腸菌が血液に入り、1時間後には母乳から大腸菌が検出されます。** その大腸菌は母乳から赤ん坊に移り、チアノーゼによって呼吸困難をきたすことも起こりえます。授乳中のお母さんにとり、これは怖いことです。

腸の温度が40℃以上なら、母乳から大腸菌は検出されません。授乳中の女性は、40℃以上の飲み物を飲むことが特に重要になりますね。

最悪はビールです。ビールを飲むと、体内に入ったビール酵母菌によってチアノーゼで死亡することがあります。

１９７３年に、カナダのビール好きの人がチアノーゼで死亡したと報道されたことがあります。ビールによるチアノーゼの死亡は、この報道が最初で最後の唯一のものです。そのような事例が少ないのではなく、メディアに出なくなったのです。

ここで本当に言いたいことは、菌による感染が怖いということではありません。

体は、常にさまざまな菌と共存しています。その均衡が崩れて体が菌に負け始め、死にまで追いやられるのは、腸を冷やすなど、何かのきっかけで、免疫力が極端に低下するからです。要するに、**根本原因は菌の感染と言うより、それに耐えられない体の免疫力の低下のほう**なのです。

なぜ、甘いものや冷たい飲み物が飲みたくなるのか？

甘いものや冷たい飲み物が好きな方もいるでしょう。あなたはどうでしょうか？　なぜ、甘いものや冷たい飲み物を飲みたくなるのでしょうか？

「体が欲しがっているから」と言うかもしれませんが、理由はまったく違います。腸を冷やすと、体内に入った砂糖はすぐに血液に入り、寄生微生物のエサになります。このことは先にお話した通りです。

寄生微生物は、生きるためにエサになる糖や栄養素を取ろうとします。糖や栄養素が不足すると、微生物は苦しみ出してC－AMP（環状アデノシン1リン酸）を出します。

寄生微生物から、C－AMPが出る。人は、このことを自分の体が欲していると錯覚します。**実は、寄生微生物のために、冷たいものや甘いものを飲みたくなるのです。これを、「イースト症候群」と呼びます。**

誘惑に負け、冷たいものや甘いものに手を伸ばします。その結果、糖やその他の栄養が直接腸壁から血中に入り、寄生微生物のエサになります。

「自分が甘いものや冷たいものを欲しがっている」

こう思いがちですが、実は寄生微生物に支配されているわけです。お風呂に入って足がかゆくなる場合、血中に寄生微生物が増えているサインとも言われています。この話を聞くと、冷たいものや甘いものがやめられない人はドキッとしたことでしょうね。

高果糖コーンシロップ（HFCS）、人工甘味料（糖質フリー）は危険

甘いものと言えば、代表は砂糖です。先にも言いましたが、砂糖は毒です。

しかし、砂糖以外にも甘いものはあります。たとえば、高果糖コーンシロップ（HFCS）や人工甘味料（糖質フリー）です。ダイエットのために砂糖を摂らず、これらを摂っている人もいます。しかし、ダイエット効果どころか、肥満その他の病気の原因になります。

高果糖コーンシロップ（HFCS）は、別名を「果糖ブドウ糖液糖」あるいは「異性化糖」と言います。原料は遺伝子組み換えトウモロコシで、人工的なプロセスを経て加工・抽出され、飲料やドレッシング、タレまで幅広く使用されています。

人の体はこうしたものに対応する能力がなく、毒になります。糖尿病、痛風、脂肪肝、肥満、膵臓がんの原因になります。

また、人工甘味料のアスパルテームも注意が必要です。アスパルテームは別名「アミノスイート」と言い、ダイエット飲料に多用されています。内容成分のメタノールは、体内でホルムアルデヒドという発がん物質に分解されます。

アスパルテームの入った飲料を1日2杯以上飲むと、11年間で腎臓の機能が30％以上低下す

るリスクが倍増します。それだけでなく頭痛、けいれん、思考障害、うつ病などなどの気分障害、肥満その他の副作用もあります。アスパルテームが改良された「ネオテーム（商品名ミラスイート）」もありますが、危険性は変わりません。

甘いものと言えば、果物も甘いものがありますね。それは果物の果糖によるものですが、果糖そのものは毒ではありません。人類が長年にわたって摂取してきたもので、体に悪いものではありません。体に悪いものであれば、人類は生き残ってはいません。逆に、そうしたものを摂取することが健康になる秘訣なのです。

肉は「毒のカプセル」になっている

肉が大好きな方もいるでしょうね。ビックリするかもしれませんが、極言すると、肉は「毒のカプセル」になっています。肉が毒になる理由について、大きく六つあります。

①脂肪の問題

陸上の動物は、体温が39〜43℃あります。人の体に入ると、人の体温は低いために肉は脂肪として固まりやすくなります。魚は低体温なので、その肉は人の血液をドロドロにしません。

②腸の長さの問題

日本人の腸は、欧米人と比較して約2・5m長くなっています。野菜や穀物を消化し、栄養素をしっかり吸収するためですが、そのために肉は適さないと言われています。「腐」という文字は、「府（消化器官）」に「肉」が入った状態のことを指します。腸の中で、肉は腐る状態になっているのです。

日本人だけでなく、肉をよく食べる欧米人にも悪いものです。アメリカの食に警鐘を鳴らした有名な「マクガバン報告」でも、肉の弊害は指摘されています。

③酵素の問題

肉を食べる時には普通、焼きます。すると肉に含まれる酵素が死んでしまい、そもそも悪い消化効率がさらに下がります。

また、肉を焼くとタンパク質が変質し、体の中でアミノ酸に分解できなくなります。栄養源にもならないわけですが、さらに敵（毒）と見なされて顆粒球が多く発生します。過剰に増えた顆粒球は腸の粘膜に溜まり、そこで活性酸素が発生します。加えて、悪玉菌を増やし、これががんなどの万病の原因になります。肉食のライオンでさえ、焼いた肉を与え続けると寿命が半分になるそうです。

さらに厄介なのは、腸に顆粒球が多く発生すると、その刺激で、人は活力が出たと勘違いするのです。「肉を食べて元気をつける」は、そこからきているようです。

④屠殺の問題

家畜が屠殺される時、アドレナリン（毒蛇の15倍の毒）が出て、肉の中に残ります。アドレナリンだけでなく、殺される時の動物の感情の「念」が肉に残ります。

⑤育て方（飼料と農薬、成長ホルモン剤）

現在、出回っている肉には、育て方にも大きな問題があります。**これが一番大きいのでは？**まず、飼料には農薬の問題があります。

現代人の体に入る農薬の90％程度は、野菜についた残留農薬ではありません。肉の中に残った濃縮された農薬です。肉を一切れでも食べる人が、有機野菜にこだわる意味はまったくありません。野菜では農薬は濃縮されず、濃縮率は1倍です。

経済優先のために成長ホルモン剤という毒を加え、遺伝子組み換えのエサや○○○○パンの残パンを与え、病気にならないように抗生剤という毒もたっぷり加えています。薬漬け（毒漬け）の家畜になっているわけで、その毒は50～60倍に体内濃縮されて人の口に入ります。

⑥プリオン・タンパク質の問題

動物のタンパク質は、魚介類↓蛙↓蛇↓鳥↓豚↓牛↓猿↓人と近くなっています。

プリオン・タンパク質はあまり言われなくなりましたが、極端な例がプリオン病（ヤコブ病）と狂牛病です。タンパク質が近い動物を食べると、それらの病気と近いことが起きると言われています。簡単に言うと、脳がやられてしまうのです。

本当に健康的な生活で、健康に問題がなければ、たまに食べても良いかもしれません。しかし、私のこれまでの施療経験から、本当に健康になれば、肉は美味しいとは感じなくなります。肉を食べたいとは思わなくなってしまうのです。

脱肉食は寿命を延ばし、地球の環境・食糧問題も解決する

「毒のカプセル」になっている肉は食べないほうが良い。そうなると、肉を食べない人たち（ベジタリアン）のことが気になります。

ひと口にベジタリアンと言っても、ベジタリアンにはいろいろな人がいるようです。

①ビーガン……動物性食品は一切摂らない
②オボ・ベジタリアン……肉、魚、牛乳、乳製品は摂らないが、卵は食べる
③ラクト・ベジタリアン……肉、魚、卵は摂らないが、牛乳、乳製品は食べる
④ラクト・オボ・ベジタリアン……肉や魚は摂らないが、卵と牛乳、乳製品は食べる
⑤ペスコ・ベジタリアン……牛乳、乳製品、卵、魚は摂るが、家禽類、赤身肉（牛、豚、羊）は食べない

⑥セミ・ベジタリアン……牛乳、乳製品、卵、家禽類、魚は摂るが、赤身肉は食べない

アメリカ、ドイツ、フィンランドの調査で、通常の食事をしている人とベジタリアンの寿命が比較されています。

それによると、**通常の食事をしている人より、ビーガンは14～15年ほど寿命が長い**とされています。ペスコ・ベジタリアンの場合、通常の食事をしている人より、7年ほど寿命が長いと言われています。逆に言うと、**肉食は寿命を20％も縮める**ということです。

昔の肉には、それほど問題はなかったかもしれません。

しかし、前項で指摘したように、現代の肉は問題が山積しています。肉食を勧めるのは、商業的な背景があってのことなのです。

ここまで読まれても、肉が本当に体に悪いと信じられない方に、お勧めの映画があります。『FORKS OVER KNIVES～いのちを救う食卓革命～』で、世界的な調査データで証明されています。アマゾンでもDVDを売っていますので、ぜひご覧になってください。

肉食は体に悪いだけでなく、環境・食糧問題の大きな要因にもなっています。

畜産（食肉の生産）における環境負荷が大きく、農産に比べて20倍の負荷になります。水も、100倍必要になります。

肉食をすべてやめなくとも、地球の食糧問題はなくなります。**穀物の総生産量の3分の2は、家畜に与えられています。その内の10％を飢餓地域に回すことができれば、地球上の飢餓は一瞬にしてなくなります。**

穀物を畜産に使わずそのまま食べれば、タンパク質は牛肉の8倍、豚肉の6倍、鶏肉の4倍摂取できます。たとえば、ブロッコリーのタンパク質は肉の2・2倍あります。

肉食をやめると、困る人たちも出てきます。しかし、地球の食糧危機を救うには、脱肉食という簡単な方法があることも知っておくと良いでしょう。

歯の本数と何を食べるかは本当に関係があるのか？

食育では、「野菜・果物、穀物中心の食事をしましょう」とよく言います。その説得材料として、歯の本数と種類、食べ物の種類の関係が取り上げられます。

人の永久歯は32本です。そのうち、肉を食べる犬歯は4本、野菜や果物を噛む門歯は8本、残りは穀物をすりつぶす臼歯が20本ある。だから、野菜・果物、穀物中心の食事をしようというわけです。

納得する人もいるでしょうが、私は違うと考えています。

確かに、**この論理は野菜や果物、穀物を多く食べるべきという説得材料にはなるかもしれません。しかし、逆に、肉を8分の1（32本の永久歯の中の4本）食べても良いと肯定することになります。そこが問題です。**

本数の比率と、何を食べるかを決める根拠はありません。犬歯4本とは、全体の中で占める比率としての4本というより、目的を果たすためには上下左右1本ずつ最低限必要な本数として考えるべきでしょう。左右上下に4本なければ、機能しません。たとえ100回の食事の中で1回必要でも、最低4本必要ということです。

昔の武士は、長さの違う大刀と小刀を腰に差し、使い分けていました。

宮本武蔵は別にしても、戦う時に大刀と小刀を同時に使う武士はいません。大刀が本当に使えなくなった緊急時に、自分の生命を守るために小刀を使います。それと同様、本数と頻度を同じレベルで論じるのはナンセンスというものです。

牛乳は骨粗しょう症の原因になる

牛乳は業界・メーカーの力が強く、その問題がなかなか立証できません。

「学校給食で出されているのに、体に悪いわけがない」

一般の方は、よくこう考えます。しかし先進国では、牛乳の真実が徐々に一般化されていま
す。アメリカでも、上流階級では牛乳を飲まなくなっています。

「牛乳が骨粗しょう症の原因である」

骨粗しょう症予防のために牛乳を飲んでいる方もいるでしょうね。そうした方にはショッキングでしょうが、これはハーバード大学の発表です。この発表は、７８００人の女性を調査した結果を受けています。理由は、牛乳は骨の中からカルシウムを奪ってしまうからです。

逆に、植物には良質のカルシウムが含まれています。牛乳と比較して小松菜は２・９倍、切干大根は４・7倍、ヒジキやブロッコリーにも大量に含まれています。

・牛乳の摂取率の低い国は、どこも骨粗しょう症の発症率が低い
・ハーバード大学の18年にわたる研究結果で、牛乳を飲んでも骨粗しょう症を予防することはできないことが証明されている
・日本人を含め、アジア人の約80％以上が、牛乳に含まれる糖を分解する酵素を持っていない。特に、日本人成人の85～95％で乳糖分解酵素が不足している
・牛乳の化学成分は人の母乳と異なり、人は３歳を過ぎると牛乳を消化する酵素（レニンとラクターゼ）を失う
・牛乳の中のカゼインという物質（複合タンパク質の一種）は、人の母乳の３倍にも達する。

カゼインは胃の中で凝固し、人の消化組織内では大変な負担となる。また、カゼインは、甲状腺の病気の主原因と結論づけている博士もいる

・牛乳は、小児糖尿病、アトピー性皮膚炎・花粉症・ぜんそくなどのアレルギー、耳の炎症、自己免疫症候群、貧血、肥満、消化障害などの最大の原因になっていることが多くの研究事例から明かされている

（『フィット・フォー・ライフ』 ハーヴィー・ダイアモンド&マリリン・ダイアモンド著 グスコー出版をはじめとする本から抜粋）

牛乳は、子牛に授乳するために行うという唯一の目的のために存在します。その子牛への授乳も、子牛がある一定まで成長すると行われなくなります。

大人になっても牛乳を飲むのは、人だけなのです。

子牛ですら、スーパーで売られている牛乳を飲むと、2~3日で死ぬと言われています。子牛ですら飲めない不自然な牛乳を、人類は飲んでいるのです。

基本的に、牛乳は牛の血です。血液成分とほとんど内容は変わりません。血液の赤い成分が牛の体内で白くなって出てくるだけなのです。

ヨーグルトやチーズも、基本的には牛乳と同じと考えられます。発酵させている分だけ体に良いとする人もいますが、まず同じと考えて良いでしょう。骨粗しょう症の原因となります。

「ヨーグルトは、ビフィズス菌などが摂れて腸内環境を整えるのでは……」

こう反論したい方もあるでしょうが、それほど有効ではありません。普通のヨーグルトに含まれている菌は、すでに死んでいます。たとえ生きていても、腸に届く前に胃酸でほとんどが死んでしまいます。

「〝善玉菌が生きて腸に届くヨーグルト〟もあります。これなら良いでしょう」

確かに、こうしたヨーグルトが盛んに宣伝されています。腸を通過する時に、少しは良いことをするかもしれません。しかし、腸内には、善玉菌と悪玉菌が約１０００種類、併せて１００〜１２０兆個の細菌が存在します。そのバランスが重要で、理想は善玉菌が20％、悪玉菌が10％の環境です（残りは日和見菌）。**そのような腸内環境にとって、外からの菌はしょせんよそ者です。約１日で排出されてしまいます。**

比較で言えば、ヨーグルトより漬物です。漬物は、ヨーグルトの２倍ほどの効果が期待できます。また、牛乳を使わない豆乳ヨーグルトはお勧めです。ただし、腸内環境を整えるのであれば、菌を入れるということではなく、腸内にすでに存在する善玉菌を増やす環境づくり、肉を食べない、繊維質を摂る、腸を冷やさないなどの基本が大切です。

薬剤（鎮痛剤、解熱剤、消炎剤、抗生物質など）のリスク

医薬品の目的は、根本治癒ではありません。短期的な症状を緩和することが目的で、そのために免疫を抑えます。

解熱剤、抗がん剤、コレステロール値降下剤、降圧剤、抗生物質、抗うつ剤などはみなその目的です。使えば使うほど、免疫はどんどん低下していきます。免疫を抑えると、体は排毒という仕事をやめてしまいます。そこで、薬害（副作用）が起きてきます。短期的に症状を緩和するその代償として、中長期的に薬害（副作用）を起こす石油化学物質。これが薬の本質です。

「ＮＳＡＩＤｓ（解熱鎮痛消炎剤、別名は「免疫抑制剤」）を20年飲めば、みながんになる」

新潟大学の安保徹先生は、この発言で医学界から攻撃を受けています。

ＮＳＡＩＤｓは消炎鎮痛剤の総称で、頭痛薬、抗炎症薬、かゆみ止め、湿布類、解熱剤（アスピリン、イブプロフェン、ロキソプロフェン、インドメタシン）などに入っています。薬局で売られている薬にはまず入っていると考えて良いでしょう。

開発から市場に出るまで、急性症状以外は明らかになりません。中長期的な影響は、市場に出てからの結果を見るしかないのが現状です。

「解熱鎮痛剤は、これら副作用（ショック、溶血性貧血、顆粒球の減少、骨髄形成不全、皮膚粘膜眼症候群、中毒性表皮壊死症、急性腎不全、ネフローゼ症候群、消化性潰瘍、大腸炎など：筆者注）の頻度・程度が高く、死亡するケースも希ではありません。薬の処方ミスによって１９９３年の１年間に７３９１人が死亡したという米国の統計では、そのうちじつに２０９８人（28％）が解熱鎮痛剤を原因としていました。同期間中の、抗生物質による死亡は43人ですから、解熱鎮痛剤の問題がいかに大きいかがわかります」

（『本音で語る！　よくない治療　ダメな医者』　近藤誠著　三天書房）

薬を用いることを、分かりやすく考えてみましょう。

体に溜まる毒を借金にたとえてみます。病気や症状はその排毒で、いわば少しずつ行っている借金の返済です。支出と収入のバランスが悪くて返済が滞ると、まとまった借金の返済に迫られます。その取立てが少し重い症状・病気になります。

その解決に薬を用いるということは、カードローンやサラ金から借り、期限がきた借金を返すようなものです。いったんは危機を脱しますが借金総額は増えるうえ、何の解決にもなっていません。同じ借金でも、さらに利子が高い借金となって状況は悪化します。

本当は、支出を抑える（入る毒を減らす）努力をし、借金（原因）を少しずつでも地道に働いて返していく（排毒する）ことが必要です。薬は、体内毒という借金を利息で増やすことになります。

薬では、抗生物質も問題です。先にお話したように、抗生物質は動物や魚のエサに入っています。動物や魚を食べると、食物連鎖で数十倍〜数百倍に濃縮された抗生物質が人の体に入ってくることになります。

それ以外に、薬としても処方されます。**抗生物質の使用量で、日本は世界一です。**

「日本人に感染症が多いわけではない。結局は、抗生物質を適応できない患者にも使い、また必要以上に投与するという濫用のためである。

抗生物質は高価で、抗生物質をどんどん使うか、なるべく使わないようにするかで、医業収益に大きな差がでることも、世界一の使用量に関係している」

（『治る医療、殺される医療』小野寺時夫著　読売新聞社）

抗生物質を使うと、抗生物質が効かない耐性菌が出現してきます。

たとえば、ＭＲＳＡ（耐性菌ブドウ状球菌）です。ＭＲＳＡに効く唯一の抗生物質がバンコマイシンでしたが、今度はバンコマイシンも効かない球菌（ＶＲＥ）が出現しました。

世界の潮流として、抗生物質をなるべく使わないようになっています。しかし、日本は相変わらず抗生物質の使用量が世界一で、今後どうなるのか末恐ろしい感じがします。

適正に処方された薬品でも、副作用で多くの人が死亡している

病院にいくと処方箋を渡され、薬局で薬を購入します。「医者が診断して処方した薬だから安全だろう」と飲みますが、そこに大きな危険があることはあまり指摘されません。

「投薬ミスや過剰投与、分量の間違いによる被害は除外、適正な使用の結果起きた副作用に絞って算出。入院患者の中で何らかの副作用被害を受けたり、副作用で入院する人の割合は毎年15％にも上り、死亡する患者も約０・３％いることが判明した。

この割合を全米の入院患者数に当てはめると、94年の場合、10万６０００人が副作用で死亡したとの推計値になり、心臓病の74万３０００人、がんの53万人、脳卒中の15万人に次いだ」

（ワシントン発共同　１９９８年４月15日付）

この報道はある新聞に掲載されたもので、「**３大病の次の死因は薬品副作用**」と題されていました。発表者は、カナダ・トロント大のブルース・ポメランズ博士らです。

これは適正に使用された場合の副作用に限った話ですが、非常に怖い数字です。では、日本ではどうなのでしょうか？

「もし他の条件が米国と同じであるならば、日本の人口は米国の約半分ですから、２分の１を

乗ずればよい。するとその場合、薬の有害反応のために年間約5万人が死亡していることになります」

（『本音で語る！　よくない治療　ダメな医者』　近藤誠著　三天書房）

日本の場合、死因別死亡数（２００８年の厚生労働省の「人口動態統計」による）の第1位ががん（悪性新生物）で34・２万人（30・０％）、第2位が心臓疾患で18・２万人（15・９％）、第3位が脳血管疾患で12・７万人（11・１％）となっています。

以下、第4位が肺炎で10・１％、第5位が不慮の事故で3・3％、第6位が自殺で3・1％、第7位が老衰で2・6％と続いています。**近藤誠氏の死亡者5万人は、第5位になります。**

腐らず、カビも生えないハンバーガーが売られている

私のオフィスは、東京都練馬区上石神井にあります。通りに面したショーウィンドウには、大手ハンバーガーチェーンM社のハンバーガーを陳列しています。購入したのは２０１３年２月７日で、ずっとそのまま陳列しています。

動機は、次のような記述を読んだからでした。

「ニューヨーク在住の女性が６ヶ月前に買い、食べずに置いておいたM社の『ハッピーミール

セット（ハンバーガーとポテトのセット）』が、ほぼ購入当時の状態を保っていることがテレビ番組などで放送され、世界中で話題となりました。

You Tube（ユーチューブ）というインターネットで閲覧できる動画では、『生体工学バーガー(Biotic Burger)』という題で、Ｍ社のハンバーガーが20年経っても腐らなかった様子を録画しています。これは２００７年に公開されて以来、閲覧回数が２００万ビュー以上という驚異的な記録を獲得しています」

（『医療ビジネスの闇――〝病気産生〟による経済支配の実態』　崎谷博征著　学習研究社）

この本の記述（本では社名が明記されています）を読み、You Tube ものぞき、Ｍ社のハンバーガーを陳列して試してみる気になったのです。バンズやパテは水分が失われてしなびはしましたが、バンズもパテもいまだに腐りません。カビ一つ生えてきません。

Ｍ社のパンを調べたウェブサイトによると、パンの主原料はこうなっています。

濃縮小麦粉（漂白小麦粉、大麦麦芽粉、ナイアシン、還元鉄、硝酸チアミン、リボフラビン、葉酸、酵素）、水、高フルクトース・コーンシロップ（ＨＦＣＳ）、砂糖、イースト、大豆油（部分水素添加大豆油の場合もあり）。

２％以下の成分として、塩、硫酸カルシウム、炭酸カルシウム、小麦グルテン、硫酸アンモニウム、塩化アンモニウム、パン生地調整材（ステアロイル乳酸ナトリウム、ダーテム、アスコルビン酸、アゾジカーボンアミド、モノ&ジ・グリセリド、エトキシ化モノグリセリド、第一リン酸カルシウム、酵素、グァーガム、過酸化カルシウム、大豆粉)、プロピオン酸カルシウムとプロピオン酸ナトリウム(保存料)、大豆レシチン……。

これほどたくさんの添加物(石油化合物)が入っていれば、カビも生えず、腐らないのも当然です。バクテリアも、〝食べ物〟として認識できないからです。

今の成分が成分のすべてかと言うと、これ以外にないとは断言できません。

M社以外のハンバーガーについて、調査した結果は報道されていません。しかし、以後、M社はもちろん、M社以外のハンバーガーも口にはしていません。

もし興味があれば、セルフアップのショーウィンドウを見てください。そこには、カビも生えず、腐りもせず、カラカラにしなびたハンバーガーが〝元気〟にしています。

マーガリン&ショートニングによる「トランス脂肪酸」のリスク

「動物由来のバターは体に悪いから、植物由来のマーガリンにしている」

この理由から、あなたは家庭でマーガリンを使っていないでしょうか?

マーガリンの原料は植物性油ですが、バターよりマーガリンのほうが体に悪いのです。

その理由は、**「プラスチック・オイル」と呼ばれている「トランス脂肪酸」**です。トランス脂肪酸は悪玉コレステロールを増やすほか、がん、高血圧、心臓疾患の原因になります。

植物性油は、ほとんど液体です。常温で固体を保てるマーガリンにするために、製造では一般に溶剤抽出法を用い、ヘキサンという化学溶剤を入れてドロドロにします。

さらに水素を加え、不飽和脂肪酸から飽和脂肪酸に人工的に変化させます。安定した構造にはなりますが、その時に、もともと植物油には含まれていないトランス脂肪酸ができてしまうのです。

トランス脂肪酸は、ショートニングにも含まれています。ショートニングはお菓子に用いられ、市販のクッキーやスナック類、パンケーキ、フライドポテトなどに多く含まれています。ショートニングが使われていない菓子類を探すことは難しいほどです。

欧米諸国では、トランス脂肪酸にさまざまな規制があります。量の上限を定め、超えるものは販売を禁止している国も多くあり、アメリカではマーガリンは販売されていません。

一方、日本は野放し状態で、これも経済優先の考え方のなせる業です。怖いですね。

オイルは、オリーブオイルのエクストラバージョンか亜麻仁油が良いでしょうね。ゼロトランスマーガリンはＯＫですが、どんな油でも酸化したものは用いないことです。

電子レンジは、食品を毒に変質させる

ここまでは、食べ物や薬といった口から入る毒についてお話してきました。

口から入る毒には、調理によるものもあります。それは、電子レンジを使って調理したものです。電子レンジを使うと、食品が毒に変質してしまうのです。

電子レンジは超短波の電磁波（マイクロウェーブという低レベルの放射線）を発生させ、過熱したい食べ物に照射します。すると、加熱したい物の中の水分子が激しく振動（秒速2万回とも言われています）し、内部から温まってきます。

電子レンジには、まず電磁波というリスクがあります。そのことは後で紹介するとして、ここでは電子レンジを使って調理した食品は毒に変質するという怖い話をします。

「この危険性（電子レンジで加熱された食品の危険性）を実感していただける方法として、一つの実験があります」

アメリカのアルバート・アインシュタイン医科大学の新谷弘実教授はこう前置きし、その実験を紹介しています。

「それは、電子レンジで沸騰させた水と、普通にヤカンで沸騰させた水を同じ植物に与えると

いうものです。……**電子レンジで加熱した水を与えられた植物は、数日で枯れてしまうそうです。**この実験結果は、電子レンジで加熱されたものには、もう『命を養う力』は失われているということを示すものです」（『病気にならない生き方２　実践編』　新谷弘実著　サンマーク出版）

新谷先生以外にも、いろいろな方が電子レンジによる調理の危険性を指摘しています。「ラップ材や紙皿からも、発ガン性の有害物質が放出され、食品に混入していきます。水でさえも『チン』されると、分子構造が変えられてしまうため、この水で穀物を発芽させようとしても、穀物は発芽しないといいます。

電子レンジの電磁波は食品の中に放射線分解化合物と呼ばれる自然界には見られない異常な核融合物質を形成します。この物質が私たちの細胞の遺伝子に与える影響が、私たちの子孫にどのように現れるかはまだ分かっていません」（『50代からの超健康革命』　松田麻美子著　グスコー出版）

もっと具体的な危険性を示すものもあります。

オレゴン州のアトランティス・レイジング教育センターは、ロシアで行われた実験研究の論文集を出版しています。その中には、次のような実験結果が掲載されています。

・肉類によく知られた発ガン物質が発生した（物質名：Ｄニトロソディンタノラミン）
・電子レンジで調理した牛乳と穀物のアミノ酸の一部が発ガン物質に変化した
・電子レンジで解凍した果物に含まれる物質（グリコンド等）が発ガン物質に変化した

・生野菜、調理ずみ野菜、冷凍野菜に、短時間に強いマイクロ波を照射したら、植物性アルカロイドが発ガン性物質に変化した

・電子レンジで調理した植物、とくに根菜類から発ガン性のフリーラジカルが形成された

（『知ってはいけない!? 医食住の怖〜い話』 船瀬俊介著　徳間書店より）

電子レンジを使って調理すると、食品が発がん物質（毒）に変わる。それを食べると、がんのリスクが上がることは言うまでもありません。

さらに、電子レンジで調理した食品には、神経への危険も指摘されています。『電子レンジ調理の隠された危険』の著者であるA・ウエインとL・ニュウェルはこう述べています。

「**マイクロ波の残留電磁波が無秩序に、生体内に滞積し、最終的に神経系、中でも脳と神経中枢に影響をおよぼす。**このために神経系の電気回路の極性も長期間かかって破壊される。……神経電気の健全さに対し、事実上、取り返しのつかない損傷を与える」

（『知ってはいけない!? 医食住の怖〜い話』 船瀬俊介著　徳間書店より）

電子レンジは、確かに便利なものです。

しかし、今ここでお話したように、電子レンジを調理に使うことは健康に大きな悪影響を及ぼすと考えて良いでしょう。利便性と自分や家族の健康のどちらを優先するか、ここをよく考えないといけないでしょう。

古い自己細胞も毒になる

元は自己細胞（自分の細胞）でも、古い自己細胞は毒になります。他の細胞と同調できない動物性タンパクとなってしまうからです。

人の細胞は、毎日1兆個が死んで入れ替わります。それがしっかり処理できれば健康を維持できますが、こうした古い細胞の処理はマクロファージが行います。

マクロファージは先にも登場しましたが、白血球の一つです。体内に入ってきたウイルスや細菌を素早くキャッチして食べますが、古い自分の細胞も食べます。役目を終えた赤血球も、元は自分の細胞だったがん細胞も、マクロファージが食べて処理します（がん細胞を攻撃する免疫の細胞には、キラーT細胞やNK細胞もあります）。

ここで考えてください。もし、マクロファージの働きが低下したらどうなるでしょうか？

もうお分かりでしょうが、ウイルスや細菌を食べる能力が低下するのと同じで、古い自己細胞やがん細胞も処理できなくなります。ウイルスや細菌だけでなく、毒（処理されない古い細胞やがん細胞）がどんどん増え、健康に黄色のランプが点ることになります。

冷たい飲み物で腸を冷やしたり、砂糖がたっぷり入った菓子などを食べることは、その原因になります。だから、先ほど、冷飲料や砂糖の話をしたのです。

ついでですが、血管から白血球を染み出させ、異常細胞を処理する行為を「炎症」と言います。「薬やシップで炎症を止めるのは良いことでしょうか？　悪いことでしょうか？」

こう聞かれたら、あなたはどう答えるでしょうか？

そう、ここまで読まれていれば、「悪いこと」と答えるでしょうね。

炎症は異常な細胞を処理する白血球の行為なのですから、薬やシップで炎症を無理に止めることは、体を守る免疫の働きにストップをかけることになるからです。

肥満は、毒処理に必要な體の仕事の一つだった

あなたは、ダイエットに関心があるでしょうか？

女性であれば、ほとんどの方がダイエットに関心があると思います。最近は女性だけでなく、男性でもダイエットをする人が多くなっています。ダイエットは、太ることを嫌がる人が行います。実は、その〝太ること〟には大きな誤解があります。

エネルギーさえあれば、体は体外に毒を排出します。尿、汗、咳痰、下痢、嘔吐、風邪、発疹、炎症は、そうした体の仕事です。しかし、新陳代謝が悪くなると、処理しきれない毒が増

えます。それが肥満の原因になります。

太る原理をお話ししましょう。

・毒は酸性が多く、毒を出せないと、中和させるために水太りになる

・さらに毒があふれていると、顆粒球が処理のために大量に発生し、活性酸素が増える

・そこで、毒を体から隔離する必要が生じ、その毒を吸着するために脂肪をつくり、隔離・蓄積する。その結果、肥満になる

太ることは、毒から自分の体を守るために必要な行為です。ダイエットに励むのではなく、太る必要がなくなるような生活習慣にすることです。

少食でも太る人はいます。少食でも太る人は、カロリーの問題ではありません。やはり、体の仕事の問題なのです。

「どんな減量プログラムであっても、成功の秘訣は体内組織がきれいにされているかどうかにかかっている。『解毒を行う』ということは、体内をきれいにするということである。やせるためには『解毒』が必要不可欠なのである」

（『フィット・フォー・ライフ』ハーヴィー・ダイアモンド＆マリリン・ダイアモンド著　グスコー出版）

カロリーコントロールでいくらダイエットをしても、なぜうまくいかないのでしょうか？

それは、当然の結果です。体が必要で太っているのに無理にダイエットをしても、体は必要

であれば仕事をしようと脂肪で毒を隔離・蓄積するからです。

肥満は、毒の処理がうまくできないことが原因です。カロリーのコントロールや食事制限で、肥満は解消できません。毒を極力体内に入れないという毒のコントロールが必要なのです。

太る人は、「体を守ってくれてありがとう」と感謝しなければなりません。ただし、感謝したら、毒のコントロール（排毒）を忘れないでくださいね。

「脂肪さん、体から毒を追い出したから、もう私の体を守ってもらう必要はなくなりました。ありがとう！　さようなら」と。

レントゲン、CTによる医療被ばくも忘れてはいけない

日本におけるCTの導入台数は、96・1台（2008年10月）です。アメリカは34・4台（2007年）で、人口当たりに換算すると日本はアメリカの約6倍になります。人口当たりの導入数で、日本は世界一です。

CTの値段は、1台約2億円です。仮に20年で償却するとして、1日最低10名以上の検査が必要になります（1ヵ月24日稼動として）。

CTはX線を用います。CTは優れた検査機能を持ちますが、そこから放射線の被ばく問題

が生じます。職業的に放射線を扱う人は、どの1年間でも50mSvを超えず、5年間で100mSvを超えないと定められています。被ばくによる健康被害が問題になるからです。**一般の被ばくについては、年間1mSvを超えないという限度**が定められています。しかし、患者さんの医療被ばくについては限度が定まっていません。

「1回のCT検査で受ける線量は10～20ミリシーベルトで、公衆の年間の線量限度1ミリシーベルトを10倍以上うわ回ります。医療被ばくには制限がないとはいえ、この数字の大きさは看過できるものではありません。通常の単純撮影と比べると、胸部CTでは特に差が大きく、**単純撮影の200～400回分に相当します**」

（『受ける？受けない？　エックス線CT検査　医療被曝のリスク』　高木学校医療被ばく問題研究グループ著　高木学校）

原発などで働く人が白血病になった場合、労災適用基準は年間5mSv（毎時0・59μSv）です。CT検査は、それを1回で超えてしまいます。

医療被ばくで怖いことは、がんになるリスクが高まることです。がん予防のための検診でCT検査を受け、その被ばくでがんになってしまってはたまりませんよね。

「英国オックスフォード大学の研究グループが、『**日本国内でガンにかかる人の3・2%はCT検査などの放射線診断による被曝が原因**』と英医学雑誌『ランセット（2004年1月）』に発表したのだ。その研究はX線やCT検査など放射線を用いる検査回数、被ばく量などを国際的に比較したもの。人口1000人当たりの検査回数は、日本が年間1477回で世界一。さらに各国75歳までの発ガン者数を算出し、全ガンに占めるリスク割合を比較した。その結果、日本は3・2%と断トツで〝ワーストワン〟。ちなみにアメリカは0・9%、英国は0・6%……。ここにも『ガン検診を受けてはいけない』理由がある」

(『抗ガン剤で殺される』船瀬俊介著　花伝社)

別の研究では、日本人のすべてのがん死のうち、γ《ガンマ》線による検査が原因の割合が4・4%あるとの報告もあります(A・ベリングトン　2004年)。

いろいろな検査がありますが、それが必要な検査かどうかです。「念のため」という程度のCT検査であれば、私はCTスキャンを受けません。

マンモグラフィ検査による被ばくで、逆に乳がんが増えた

女性には、マンモグラフィ検査(乳房X線撮影)による医療被ばくもあります。

マンモグラフィ検査はX線を用いない検査と思っている女性もいますが、レントゲン検査と同じくX線を用います。検査を受ければ、当然ですが被ばくします。

検査を受ける女性には、「検査なのだから、安全なもの」と思っている方が多いでしょうが、そうは言えない面もあるようです。

・この検査で、乳がんでない人が乳がんと誤診される確率が10・7％ある
・40代では検査を受け、命が助かる人の数の10倍の人数に対し、誤診や不要な治療が行われている

・放射線量は、胸部レントゲンの1000倍

・閉経前の女性が年に1度10年間マンモグラフィ検査を受けると、検査が原因で乳がんになるリスクは10％に上昇する
・50歳の人が2500人この検査を受けると、1人の命が助かる。1000人は誤診で、その内の半分500人が組織採取を受けることになる。その内のまた5〜15人ががんと誤診され、乳房切除術、抗がん剤、放射線治療を受けることになる（ノルウェーの4万人の調査）

（『医療ビジネスの闇――〝病気産生〟による経済支配の実態』　崎谷博征著　学習研究社より抜粋）

「発癌遺伝子は、微量の放射線であっても極端に感受性が高い。アメリカでは、かなりの割合の女性がこの遺伝子を持っており、そういう女性がマンモグラフィを受けると、それに起因する癌のリスクは増えるだろう。2005年、この遺伝子の保有者推定1万人が、マンモグラフィが原因の乳癌で死亡している。

放射線のリスクは若い女性ほど高い。そのため、国立癌研究所も今では不承不承ながら、35歳以下の女性では、マンモグラフィで15例の乳癌を見つけるごとに、逆に75例の乳癌を引き起こしていることを認めている。その結果、閉経前の女性にマンモグラフィを推奨することをようやく撤回するようになった」

（『アメリカの毒を食らう人たち』ロレッタ・シュワルツ＝ノーベル著　東洋経済新報社）

乳がん検診には、X線を使わないエコー検査（超音波検査）もあります。本当にマンモグラフィ検査が必要であれば考えても良いでしょうが、エコー検査で間に合うのであればエコー検査を受けることです。

改めて、福島第一原発事故による放射性物質という毒を認識する

２０１１年3月11日、東北地方の太平洋沿岸に東日本大震災が勃発しました。福島第一原発の事故では、放射性物質の怖さが報道されました。当時と比較すると放射性物質の危険性は忘れられつつありますが、まだ安心するのは早いと思います。

２０１４年5月20日に、アメリカの政府機関が福島第一原発に関する重要な調査結果を発表しました。それによれば、**「セシウム放出量はチェルノブイリ原発事故の１・８倍」**だったこと

が判明したということです（キセノンは２・５倍）。過去に世界中で行われた２０００回以上の原水爆実験で放出された放射能の合計を、福島県はケタ違いに上回り、さらに、「太平洋全体が放射能に汚染された」とも指摘しました。

ここで、改めて、人工放射性物質の怖さとその対策を確認しておきたいと思います。

福島第一原発事故では、いろいろな放射性物質が大気中に飛び散りました。

たとえば、**放射性ヨウ素１３１**です。ヨウ素（ヨード）は甲状腺に必要な栄養素で、甲状腺に吸収されます。人工的に作られた放射性ヨウ素１３１に対しても、私たちの体は危険なものとは認識できず、甲状腺に溜めてしまいます。

対策は、日ごろからヨウ素を多めに摂り、体に十分に満たすことです。こうしておけば甲状腺に放射性ヨウ素１３１はあまり取り込まれません。

また、緊急時の対策としてヨウ素の錠剤もありますが、常用には適しません。そのため、普段摂取できるものとして、安全な天然のヨウ素（ヨード）を配合したサプリメント（カプセル）もあります。手軽に確実に、甲状腺を守りたいという方にはお勧めですね。

特に、ヨウ素は日本人女性にとって必要な成分です。

東京医科歯科大学が厚生労働省からお金をもらって研究した結果ですが、**日本人女性の60％が甲状腺に障害を持っている**そうです。ワカメや日本人特有の食品と、日本で採れる海風に吹かれたヨードが入った野菜を食べることにより、それが表に問題となって出てきていません。ところが輸入品や特殊な環境で作られた野菜ばかりを食べていると、問題が表面化してしまいます。

セシウム137は、カリウムと構造が似ているために体に取り込まれ、全身の主に筋肉に溜まります（甲状腺にも多く溜まります）。対策はまず汚染された疑いのあるものは避け、日頃から体のカリウム不足をなくすことです。

ストロンチウム90は、カルシウムと構造が似ています。そのために体に取り込まれ、骨に吸収されやすくなります。対策は、体のカルシウム不足をなくすことです。カルシウム摂取では、同時にマグネシウムを摂る必要があります。ビタミンＤ（日光浴）も必要です。

今挙げたような人工放射性物質は、放射線を出します。

・アルファ線を出す（プルトニウム２３９）……紙でも遮蔽できるが、危険度は高い
・ガンマ線を出す（ヨウ素１３１、セシウム１３７、ストロンチウム90など）……アルミホイルなどの金属で遮蔽できるが、屋外にいると衣服では遮蔽できない
・ベータ線を出す（ヨウ素１３１、セシウム１３７）……遮蔽するには厚い鉛か、分厚いコンクリートが必要

紙すら通らないプルトニウムでも、吸い込んで肺に内部被ばくを受けてしまえば、地球上で

最も毒性の強い物質の一つとなります。後でお話しますが、放射性物質の怖さはこの内部被ばくにあります。

放射線の問題は、大きく二つあります。

①DNAへのダメージの問題

DNAは二重のらせん構造をしています。通常の場合、らせんが1本切れても修復されますが、放射線はらせんを2本とも切る可能性があります。そうなるとDNAは修復されず、細胞分裂で、間違った遺伝情報が伝えられることになります。その結果、がん細胞が生まれることになります。

②発生する活性酸素の問題

また、放射線は、周りの細胞やその周辺の水分子から電子を分離します。言葉を換えると、活性酸素が発生します。これも、がんをはじめとする万病の原因となります。

この二つのリスクは、内部被ばく（放射性物質が体内に入ること）によって極端に高まり、すべての放射線が体にとって致命的になります。放射線の影響は、距離の2乗に反比例するからです。内部被ばくは、体内でがんを次々に生み出す、がん製造工場のようなものです。そして、関東に住む方も当然、少なからず内部被ばくを受けていると考えるのが普通です。

福島第一原発事故で、新しい毒（放射性物質）がプラスされた

福島第一原発事故以後、放射性物質だけに目を向けがちです。しかし、それは十分な対応とは言えません。と言うのは、それまでの生活で、かなりの毒がすでに蓄積されているからです。

東日本大震災以後、発病した人が少なくありません。特にアレルギー関係の人が多く見受けられ、私のところにも、被災後に初めてアトピーを発症したという方も来られます。

体調を崩された方の中には、それが福島第一原発の放射性物質が原因と言う人もいますが、本当のところは放射性物質（毒）だけが関係しているかどうかはよく分かりません。

健康を考える時は、つねに個体とその毒の許容範囲を考えなければなりません。それまで、体にギリギリの毒を溜める生活をしていた。そこに原発事故というプラスアルファが加わり、毒が許容量を超えてしまった。そのことでアトピーなどのアレルギーを発症した、と考える必要があるのです。

これまで、がんの原因としてさまざまなものが挙げられていました。

・水道の水（1万種類の化学物質が含まれると言われている）
・食品添加物、農薬

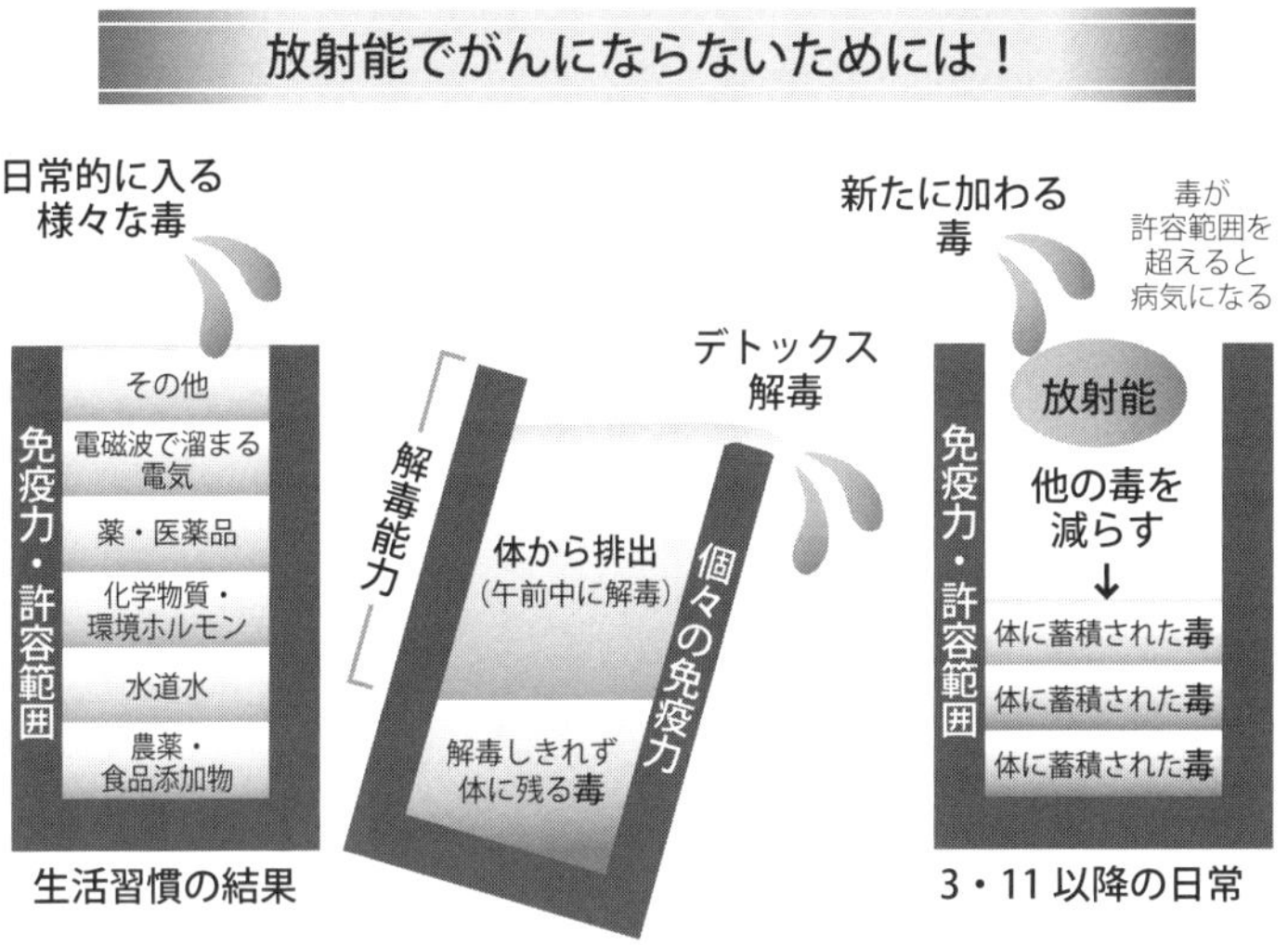

・環境ホルモン
・処方される薬
・肌から入る化学物質（特に化粧品、日用品、生理用ナプキン、タンポン、オムツなど）
・肉（特に陸上の動物）
・電子レンジによる調理（食品が毒に変質）
・電磁波（特に長時間のパソコンや電気カーペットの使用）
・ストレス（体内に毒が発生）

福島第一原発の事故以来、それらに新たな原因（放射性物質という毒）による内部被ばくが加わりました。真実は「複合汚染」です。

被ばくによる障害には、身体的障害（急性障害と晩発性障害）と遺伝的障害があります。

被ばくしてすぐに健康被害があらわれるのは、外部被ばくによる急性障害のみです。この急性障害のレベルについて、政府はしきりに**「ただちに健康に影響が出るレベルではない」**と繰り返し言ったのです。

実際に怖いのは、ただちに出ない内部被ばくのほうで、数年とか数十年後に出る障害（晩発性障害）と遺伝に及ぼす障害（遺伝的障害）の可能性があります。

関東地方に住んでいても、食べ物や空気から毎日少しずつ放射性物質を体内に取り入れ、内部被ばくしています。**空間線量毎時約0・06μSvでも、水や食物から少しずつ入る内部被ばくを足すと、年間1mSvを通常超えます**（空間線量0・06μSv×2〜3（内部被ばくを考慮）×24時間×365日＝約1〜1・6mSv）。今、私が原稿を書いている練馬でも、店の前の路上での線量は、毎時0・15μSvです。3年前とあまり変わりません。

では、どの程度の汚染ならば住めるのでしょうか？　参考として、チェルノブイリの事故後5年のウクライナの政府が保証する基準があります。それによれば、「年間1mSv以上で移住の権利」です。これが本来あるべき姿だと思います。関東も同様のレベルです。

ちなみに、ウクライナでは、**年間5mSv以上で移住の義務、10mSv以上で強制避難**となっています。本当は関東より西に移住したほうが良いと思いますが、日本政府はそれを保証してくれないので、移住できる人は限られます。住み続けるのであれば、被ばく（新たな毒）を完全に避けることは不可能です。大切なのは、

・放射性物質を極力取り込まないようにする。産地や水に注意する
・**生活の中で、今まで以上に放射性物質以外の毒を減らすことを考え、実践する**

２０１１年3月11日以降、この２点が私たちに求められるライフスタイルになっているのです。

内部被ばくのキーワードは体内での蓄積と濃縮、それに半減期

内部被ばくには、大きく二つのポイントがあります。

①放射性物質の蓄積・濃縮の問題

人工の放射性物質が地上に降ると、土壌に入ります。３週間ほど経過すると、作物（植物）の中に取り込まれて濃縮が始まります。土壌汚染が始まって4〜5週間経過すると、かなり危険になってきます。その作物から放射性物質が動物の中に取り込まれると、数万倍〜数百万倍に濃縮されます。この作物、肉、牛乳を食べたり飲んだりすると、濃縮された放射性物質が体に取り込まれ、内部被ばくします。

食物連鎖による海洋生物の体内濃縮は、次のように考えられています。

魚は一般的に1〜10倍、海藻は１０００倍。しかし、原子力環境センターでは、魚は40倍と

しています。魚の濃縮係数はセシウムが5〜100倍。ヨウ素とウランは10倍、プルトニウムは3・5倍です。ただし、プランクトン↓小魚↓中型魚↓大型魚の食物連鎖を考えると、それぞれが40倍で、すべてをかけ合わせると実に256万倍となってしまいます。

②放射性物質の半減期の問題

内部被ばくの第二の問題は、放射性物質の「半減期」です。半減期というのは、出る放射線の量が半分になる期間です。

たとえば、半減期が8日のヨウ素131を考えてみましょう。

「8日経てば放射線はなくなる。危険ではなくなる」

一般的には、こうしたイメージを持っている人が多いと思いますが、半減期と安全は関係ありません。8日ごとに放射線がどんどん半分になっていくだけで、なくなるわけではないのです。覚えておいて間違いないことは、ほぼ無害になるまでに「半減期×10」の期間がかかるということです。半減期が30年なら、まず安全と言える状態になるまでに実に300年が必要になるわけです。

ちょっと難しくなりますが、半減期には「物理的半減期」と「生物学的半減期」があり、内部被ばくでは生物学的半減期のほうが重要になります。生物学的半減期は、「放射性物質が体内から尿や便、汗といった生理学的な作用で半減する期間」のことです。

セシウム１３７の生物学的半減期は90日程度。ヨウ素１３１は甲状腺で１２０日、ストロンチウム90は49・３年、プルトニウム90は骨で20年、肝臓で50年となっています。安全になるのは、それらの10倍の期間が必要になります。

ちなみに、自然界にはカリウム40という放射性物質が存在しています。この物質は農作物に取り込まれ、人は食べています。しかし、カリウム40は大昔から存在し、人類の体は学習ずみで、排出という対応策を持っています。だから体内に蓄積されず、人類にとって問題とならないわけです。生物学的半減期という表現でたとえると1日足らずとなります。

同じ放射性物質でも、新しく作られた人工の放射性物質と、昔から存在して人類の体が対応策を備えている放射性物質とは、体内での挙動が違う。ここをよく区別しなければなりません。

現在のところ、どの程度の内部被ばくが健康被害をもたらすかの具体的な数値はありません。しかし、健康上、ある一定の線量を超えると体に何らかのダメージが与えられると考えたほうが無難でしょう。いずれにしても、日本人の半分以上が少なからず日常的に内部被ばくを受けていると考えれば、間違いなく言えることは、少しでも自己の免疫力・代謝能力を上げる努力を怠らないことです。被ばくに負けてはいけません。

内部被ばくでは、飲料水・牛乳・食べ物から放射性物質を取り込まないことが重要

内部被ばくでは、とにかく体内に入る放射性物質を減らすことが大切です。

放射性物質を体内に取り込まないためには、**まず空気から吸い込まない**ことです。

そのためにはまず、空間線量の高い地域には住まないことです。万が一、住んでいる場合は、外出時にはなるべくマスクをすることです。特に妊婦の方や、授乳中の方は外出を控え、体内に放射性物質を入れないことを心がける必要がありますね。

家の中に入る時も、砂埃を払ってから入るようにしてください。また、床などもこまめに水拭きをし、体内に放射性物質を取り込まないようにしてください。

水や牛乳にも注意が必要です。国際法による原発排水基準は、ヨウ素131が40Bq（ℓ当たり）、セシウム137が90Bq（ℓ当たり）です。2011年3月17日までの日本の基準値は、ヨウ素もセシウムも10Bqでした。

3・17以降の暫定基準でヨウ素は300Bq、セシウムは200Bq。幼児も、100Bqと決められました。**原発排水より放射線が高いものを飲まされていた可能性がある**のです。

2012年4月1日から、放射性セシウムの新基準は牛乳50Bq（kg当たり）、飲料水10Bq（kg

当たり）になっています。飲料水・牛乳の放射線基準値は、ＷＨＯは１Bq、ドイツは０・５Bq、アメリカでは０・１１１Bqで、日本は非常に甘くなっています。

水に溶け込んでいる放射性物質を考えると、富士山から東の水道水を直接飲むことはお勧めできません。信頼できるところから、飲み水と料理に使う水を買うか、信頼できる浄水器をつけるかがお勧めの方法になります。

そもそも放射性物質以外に、日本の水道水は塩素で殺菌しています。有機物と塩素が化学反応した発がん物質をはじめ、約１万種の化学物質が入っている可能性があります。

では、どんな浄水器を選べば良いのでしょうか？

・まず、有害物質がしっかり取り除かれた水になるか？
・より活性度の高い水になるか？
・心配のないレベルまで、放射性物質を取り除く能力があるか？

これらが浄水器選びの３条件ですが、あまり高価でないということも加えて良いでしょうね。一般的には、この３条件を満たせば最低でも数十万円はしますが、その10分の１の値段で条件を完全に満たすものもあります。

人体にとって、水は最も大切な要素です。水は人の体の70％を占め、体のさまざまな働きの媒体となります。日頃から良い水を摂ることは、健康にとって非常に重要なポイントです。

ここからは、住む地域に関係なく、今でも注意すべきことになります。

飲料水や牛乳以外に、**食べ物から放射性物質を取り込まないこと**も大切です。WHOの食べ物の放射線基準値は10Bq（Bqはkg当たり）。3・17以前、日本の輸入規制値は370Bqです。3・17以降、日本の暫定基準はヨウ素（野菜類）が2000Bq、セシウム（野菜類、肉、魚）が500Bqとなっています。ちなみに、**WHOの餓死回避のための非常時が1000Bq**です。つまり、餓死という生命の危機がある場合、1000Bqの放射性物質が検出された食べ物を食べることも仕方ないというわけです。3・17以後の基準は、WHOの餓死回避のレベルより甘い基準だったわけです。

2012年4月1日から、放射性セシウムの新基準は一般食品が100Bq、乳児用食品は50Bqになっています。

体の中に毒を入れないため、食べ物から放射性物質を取り込まないことは大切です。しかし、これは非常に難しい側面があります。

・政府の基準が甘すぎる
・検査の方法が適切でない可能性が高い
・産地がすべて表示されているわけではない
・産地をごまかすケースも実際起きている

こうしたことから、食べ物から放射性物質を取り込まないことが難しいのです。

そうなると、できることは、放射能の被害に遭った地域の農産物や魚介類や海産物はできるだけ避けることしかなくなります。もちろん、まじめに放射能対策をし、検査もして安全な作物をつくられている福島の農家も数多く存在します。その方たちは、**「風評被害」**を受けることになってしまうかもしれません。しかしそれは、危険を唱える人が悪いのではなく、**国が情報を隠し、ごまかし、福島の人たちに十分な補償をしないことが問題の本質**なのです。

「ということは、原発の被害を受けた地域の農業者や漁業者は食べていけない。何とかしないと……」。こう思う方もあるでしょうが、被災地の生産者を応援するために食べるというのはいかがなものでしょうか。国の安全基準や検査値にだまされ、健康を害してしまっては、日本の未来はありません。

原発事故で家を追われ、収入の道を断たれた人たちは、何の罪もない被害者です。**本来、国が生活全般にわたってきちんと補償すべきです。「安全だから」と原発を推進したのは東電ではなく、国の政策だった**からです。東電も問題ですが、原発を押し付けた国の責任の方が大きいと思います。問題があるのに、政府は問題がないように見せたい。しかも、**補償すべきところを補償せず、真実を語る人に対し、「風評被害」と言って責任転嫁しているのが実情**です。

生産者にはきちんと生活を補償し、消費者には正確なデータを開示して健康維持をはかる。これが政府の取るべき態度だと思うのですが、いかがでしょうか？

毒への対応を始めると、一時的に血液検査値が上昇する

毒のコントロールを始める際、注意していただきたいことがあります。

自然療法や体に良いこと、あるいは毒のコントロールを始めると代謝が上昇します。すると隔離していた毒が溶け出し、排毒へと毒の処理が変わって血中に毒が流れ出します。

その結果、がんマーカー、尿素、窒素、クレアチンなどの血液検査値が急上昇します。**神経が正常にもどり始め、痛みなどの不快感をともなう場合もあります。**

一般常識では、血液検査値が悪くなると、体が悪化したととらえます。この常識では、毒のコントロールという体に良いことをしたのに検査値が悪化したので、間違ったことをしたと考えがちです。しかし、それは体の仕事を知らない人の言うことです。

血液検査値の上昇は、体の中にあった毒が、排出の過程で目に見える数字としてあらわれただけです。隔離から排毒へと毒の処理が変わり、体が元の状態にもどる一時的なプロセスにすぎません。それが症状としてあらわれることもあり、そうした症状を**「好転反応」**とか**「瞑眩《めいけん》反応」**と呼びます。たとえば、下痢も好転反応の一つです。

ただし、悪いものを食べた時の下痢と、好転反応のそれとは違います。好転反応の下痢は、悪い食べものを出そうとする下痢よりは辛くないものです。

適切な風邪を引いて治ると、風邪を引く前よりも体調は良くなります。このプロセスを踏まないと、体は良くなりません。こうした症状は一時的なものです。この時に辛いからと解熱剤や痛み止め（免疫抑制剤）を飲むと、非常に危険です。末期がんで体力（免疫力）が落ちている場合など、その薬のために死亡してしまうケースさえあります。

毒のコントロールを始めて、検査値の上昇があっても慌てず、経過観察をすることです。

血液検査値の上昇は一時的なものであり、それは健康へのステップです。体を温める、水分を十分に摂る、よく睡眠を取るなど、体の仕事を手助けすることです。

ただし、それが長引くようであれば、他の原因も考えられるので、医師の診断をあおぐことも必要です。西洋医療の検査技術はすぐれていますが、その問題を解決するのは、薬では高めることのできない自らの自然治癒力です。

毒のコントロールを始める際、このことはぜひ覚えておいていただきたいことです。

第4章

E（energy ＝エネルギー）をコントロールする

PENCコントロール®

体のエネルギー消費には、プライオリティ（優先順位）がある

この章では、E（energy＝エネルギー）のコントロールについてお話します。

エネルギーのコントロールは、「免疫力をどう上げるか、毒を出すためにどうエネルギーを回せるか」です。エネルギーが不足すれば、排毒はうまくできません。体から毒を出すためにも、エネルギーが一つのポイントになります。

私たちの本質はエネルギーです。そのエネルギー体が、肉体を持ちました。

そして、原子より小さいものはすべてエネルギーですが、エネルギーにはいろいろなものがあります。空気中のプラーナも、太陽からくる熱（電磁波）エネルギーも、細胞の中でミトコンドリアが作るのもエネルギーです。その意味ではエネルギーは限りがありませんが、細胞レベルで考えると、人の体が使えるエネルギーは無限ではありません。そこで、体のエネルギーをどう使い分けるかが大切な問題になります。

まず、エネルギー消費にはプライオリティ（優先順位）があります。

優先順位① 骨格筋活動（体を動かす、心臓を動かす）

優先順位② 消化活動（食べて必要な形に分解する）

優先順位③　免疫・新陳代謝（リンパ球系）

これが、体のエネルギー消費の優先順位です。

コンピュータは同時にいろいろなタスク（仕事）を行うこともできますが、効率は落ちますね。人の体も同じです。エネルギーを使い分けることも多少はできますが、個々の作業効率が落ちます。満遍なく効率を落とすのではなく、緊急度に応じた優先順位ができています。

①と②で余った分だけ、③に回ります。①と②を行ったあとエネルギーの余裕がなければ、体に毒が溜まったり、細胞が修復できなかったりという結果を招きます。

最大のエネルギーの使い道は、消化活動です。

必要以上に食べ過ぎれば、エネルギーの無駄になります。食べ過ぎた分は、すべて毒になると思っても良いくらいです。食べ過ぎず、他の仕事のさまたげにならないように、消化活動も休める時間が必要です。「1日10～12時間休める時間が必要」と最近言われることもありますが、同時に「時間帯」も重要なのです（次項参照）。

体を動かす骨格筋活動も、無理をするようなスポーツ選手的なものは体に負担がかかりますから、普通の人は度の過ぎた運動は避けたほうが良いでしょう。免疫の本質は、古い自己細胞の処理です。1日に1兆個の細胞が古くなったり、傷ついたりして入れ替わると言われています。その修復のエネルギーのために、最も節約できるのが消化活動です。アメリカ人のデータですが、1日の生命活動に使うカロリーの約半分、1600キロカロリー以上を消化に使っていました。日本人もその比率は大差ないと思います。

エネルギーを効率よく使うには、次の3ポイントに留意することです。

・副交感神経を優位にする（腹式呼吸をする）
・筋肉を緩める
・消化効率を高める（酵素を活かす、生ものを食べる）

1日の内、最もエネルギー量を使うのが消化活動です。通常、3食の消化活動で、42・195キロのフルマラソンを走るくらいのエネルギーが使われています。

通常でもそうですので、食べ過ぎたり、体に悪いものを食べたりすることは、エネルギーの無駄使いになります。これは非常に馬鹿げたことと言わなければなりません。

1日のサイクルから、消化活動に適した時間帯がある

スウェーデンの科学者アール・ウェアーランドや「アメリカ健康カレッジ」のT・C・フライをはじめ、世界の多くの研究者や科学者により、「人にとって、毎日決まって起こる三つのサイクル（リズム）」が発表されています。

・**午前4時から昼12時まで……代謝・排泄**（代謝活動、体の老廃物と食物のカスの排出）
・昼12時から20時まで……摂取（食べることと消化）
・20時から午前4時まで……同化（吸収と利用）

それぞれの時間帯に、代謝・排泄、摂取、同化の機能が最も活発になります。

そのリズムに反しないような生活スタイルをする。宇宙の法則に則した生き方をする。これが健康の秘訣で、中でも「食」は最も大きく影響する部分になります。

キーは、「24時間周期の体のリズム」に従った食事をすることです。体のやりたいことに協力することですね。

朝食を食べることは、本来は代謝・排泄の時間を摂取のために奪うことになります。

エネルギーの消費では、消化活動の優先度が高くなっています。代謝・排泄の時間帯に食事をすると、そちらにエネルギーが取られ、本来の代謝・排泄機能にエネルギーが回りません。

体から毒が出ず、溜まっていくもとになります。

病気（肥満）の最も大きな要素は、体の古くなった細胞や口・皮膚から入った毒を十分に排出できないことです。

代謝・排泄の時間には、他のエネルギー消費を最低限に節約することが大切です。本来の機能である代謝・排泄を邪魔しないために、無理に朝食を食べる必要はないことになります。

「朝食を食べないと、午前中が栄養素不足になるのでは……」「貧血になってしまう……」

そんな心配は無用です。と言うのは、午前中の活動エネルギーは、午前中に食べたものから得られるわけではないからです。すでに体にあるものを使っているのです。

「脳の唯一のエネルギー源はブドウ糖。朝食でブドウ糖を取らないと脳は活動できない」

朝食を勧める人たちの最も強い論理がこれです。確かに一部の脳細胞のエネルギー源はブドウ糖だけです。しかし、ブドウ糖を摂らないと、脳がエネルギー不足になることはありません。

脳細胞の大部分は、脂肪酸から作られるケトン体をエネルギー源として使っています。だから、睡眠中に8時間以上ブドウ糖を摂らなくても、脳が栄養不足になって活動を停止してしまうことはないのです。断食をする人もいますが、断食で脳の活動が停止して大変なことになったという話も聞いたことがありません。

農林水産省も、朝食を奨励しています。このことを「健康に良いから」ととらえる人もいますが、必ずしもそうとは言えない背景もあるようです。

「もし、日本で朝食を食べない人が毎日食べるようになれば、年間約50億食、総額約1兆5000億円の市場が生まれることが、農水省の実施した試算で分かった。裏を返せば同等の経済的損失が生じていることになり、若者のコメ離れや自給率低下に頭を悩ませる同省は、タレントの優香さんを起用したテレビCMなどで「めざましごはんキャンペーン」を展開中だ」

（産経新聞２００７年11月22日付）

農水省は、総人口に占める朝食をとらない人の割合（欠食率）は10・７％（約１３６７万人）と試算しています。これだけの人が朝食（１食３００円）を食べたと仮定すると、年間50億食以上、約１兆５０００億円規模の市場になるのです。逆に、今食べている約90％の人が朝食をやめたら、約15兆円の市場を失うことになるのです。

朝食を食べるようになれば、ＧＤＰは上がります。24時間のサイクルが狂うのですから病人も増え、製薬会社は儲けられます。**病人が増えれば、さらにＧＤＰは上がります。**

「朝食は食べたほうが良いのか、食べないほうが良いのか」

体の仕組みと健康の関係を知れば、ここで迷う必要はありません。

しかし、「健康のために朝食を食べましょう」というキャンペーンが張られると、その情報に惑わされます。だから、第１章で「情報に強くなりましょう。メディア・リテラシーを磨きましょう」と言ったのです。

少食（断食）の効果を知り、たまにはプチ断食をしてみよう

「健康上、１日30品目をきっちり食べることがとても重要です」

こんなこともよく言われます。〝1日30品目〟を何とか達成しようと、大変な苦労をしている方もいるでしょうね。しかし、ここには食べる量という重要なポイントが抜けています。

1日30品目にこだわっていると、まず食べ過ぎてしまいます。1日30品目を食べること自体にも、無理があります。

現代は、栄養失調で病気になるケースは非常に少なくなっています。多くの病気の原因は、食べ過ぎです。「腹十二分で医者足らず」という言葉もあります。

「腹八分で医者要らず、腹六分で疲れを知らず、腹四分に老いを知らず」

昔からのことわざです（ちなみに、ここで言う腹八分は、現代人の腹七分くらいです）。長生きしたければ、1日1食半くらいで十分ということですね。

1日30品目を言い出したのは、近代になってからです。

玄米を食べている時代、栄養素はあまり問題になりませんでした。精製した白米が主体になったことで、栄養素不足の問題が出てきたのです。玄米を100として、それが白米になると、栄養素は5％にまで激減します。野菜などをそれほど食べなくても、必要な栄養素は玄米から摂れていたのです。

日本人は、中世の武家社会から3食（間食）の習慣が始まり、350年ほど前から1日3食が庶民に広がり始めました。さらにさかのぼると、1日1食になります。

少食（断食）の効果の主な医学的実験データとして、延命、がんを減らす、免疫力アップ、血圧を下げる、骨粗しょう症になりにくい、快便、夏バテしにくい、腸内細菌叢のバランスを整える、体に溜まった毒（老廃物や農薬・食品添加物等）の排毒が報告されています。

少食になると、消化活動に回すエネルギーが免疫や新陳代謝に回ります。そこで今述べたような効果が生まれるのですが、その他、次のようなことが少食で得られるとされています。

・健康長寿が得られる
・頭脳が明晰になる
・疲れず、スタミナが増す
・睡眠が短くてすむ
・キレイになる
・便通がよくなる
・愛と慈悲の実行者になる

（『少食が健康の原点』甲田光雄著　たま出版より抜粋）

たまには、断食をするのも良いことです。南カリフォルニア大学長寿研究所のヴァルテル・ロンゴ氏の行った研究は、断食を科学的に確証したとされています。「3日間の断食は免疫系全体を再生させる。これは高齢者においてもだ」。断食の刺激で、新しい白血球を生み出して免疫があがる、老化や腫瘍の成長を減少させるという研究だそうです。

私は、普通に仕事をしながら、水だけで最長21日間の断食をしたことがあります。また、ジュース等の液体だけを摂る断食では、普通に仕事をしながら30日間行いました。体がスッキリしましたし、エネルギー摂取は食べ物からだけではないことも実感できました。

その間、ゴルフのフルコースも回りましたが、太陽のエネルギーがこれほどありがたいものだということも実感しました。体の中から、エネルギーが満ちあふれてきました。

ただし、急な長期間の断食はかえって体の負担になり、危険もあります。

長期の断食は、それなりの経験とまったく違う概念をもって臨むことが必要です。まず日常的に朝食を食べないことから始めて、週に1回、夕食を抜くことも良いでしょう。たまに野菜ジュースを飲みながら、1日程度のプチ断食くらいをはさんでも良いでしょう。

酵素ジュースで行うファスティング（断食）も効果がありそうです。今度、試したいと思います。

ちなみに、セルフアップでは、希望者には断食の指導も行っています。

消化効率の良い果物を食べて、体内エネルギーを高めよう

エネルギーのコントロールでは、利用効率に留意が必要です。

消化した食べ物はエネルギーになります。エネルギーを生み出すために、消化活動でエネルギーを使います。エネルギーの利用効率は、次のようになっています。

・熟した果物……90％
・穀物……70％
・動物性タンパク質……30％

利用効率が高いということは、消化のために使うエネルギーが小さいことを意味します。エネルギーの利用効率では、〝熟した果物〟が最高です。

エネルギーと健康、そしてダイエットの観点からも、熟した果物は地上で最高の食べ物です。長い歴史の中で、果物は人類の現在の体を作ってきました。

・血糖値の上昇を心配する必要がない。熟した果物は、インシュリンの助けが要らない
・体を冷やすこともない。むしろ、体の熱を作り出すエネルギーの最高の源
・体に必要なすべての栄養が含まれている
・果物に含まれている水こそ、命の源（果物の80〜90％が水）
・最もエネルギー交換率が高い食べ物（ロス率10％）

日本の和食（米と魚の文化）でさえも、何百万年の人類の歴史から見ると、ほんのわずかな歴史しかありません。もちろん、和食は日本人にとって重要ですが、人類の体の構造から言っ

て、それ以上に果物は重要なのです。

「果物は体を冷やすので、食べ過ぎてはいけない」

こう言う人もいますが、そもそも人類は元来、果食動物（フルータリアン）でした。

1200万年前の時代から、果物を食べる動物であったことが明らかになっています。

人はいろいろなビタミンを体内で合成できますが、ビタミンCを含む果物をつねに食べていたため、体の中でビタミンCを合成する能力を失いました。話は飛びますが、果物しか食べないコウモリも、体内でビタミンCを合成できません。

食べ過ぎとはどれくらいの量を指すのか分かりませんが、熟した果物であれば、多少は問題ありません。毒になって体を冷やすこともありません。ただし、最近の甘さを高めた人の技術（品種改良やホルモン剤の使用）が関与した果物は、食べ過ぎ注意です。そして、果物で大事なことは、〝食べ方のルール〟を守ることです。

①熟したものを食べる

熟していない果物は、酵素抑制物質が多く入っているために消化が悪くなり、結果として体を冷やすことになります。

スーパーなどで売っている果物は、ほとんどがまだ熟していません。

買ってきてそのまま食べれば、体を冷やします。買ってきたら、熟するまで待って食べるようにします。バナナなら、黒い斑点が出るまで待ちましょう。スーパーで売れ残って安くなっているものがあれば、すぐに食べるのによいでしょう。

②冷やさない

熟した果物でも、冷蔵庫で冷やせば体を冷やすことになるのは当たり前のことです。

③食後には食べず、食べるのは食前か食間、あるいは午前中に

食べ方のルールには、食べるタイミングもあります。食後のデザートは一般的ですが、食後のフルーツは良くありません。果物はエネルギーの利用効率は高いのですが、効率が悪いものの後に食べるとその効率が損なわれ、消化器官の中で腐り、果物を食べるメリットがなくなってしまうからです。

果物は食前か食間、あるいは午前中に食べるのが最も適した食べ物です。

肉とご飯を一緒に食べると、消化効率が極端に悪くなる

「肉は体に良くないが、食べるのであれば、ご飯と一緒に食べたほうが良い」

こんなことを言う人もいますが、間違いです。

胃の中で消化する時、動物性タンパク質（肉）はＰＨ２の強酸性の環境で消化されます。で

んぷん（ご飯、ポテトなど）は、PH8以上のアルカリ環境で消化されます。

どちらかだけであれば消化効率はそれほど下がりませんが、一緒に食べると消化液は中和されてしまいます。ただでさえ消化効率が悪い肉の消化効率が、さらに2分の1〜3分の1に下がります。消化に要する時間も7〜8時間と増え、使うエネルギーもそれだけ増えます。消化酵素も、2〜3倍余計に必要になります。

ご存じかもしれませんが、**「酵素寿命説」**があります。その説では、**人が生涯で作ることのできる酵素は有限で、使い切ると寿命が尽きると言われています。**

逆に言うと、酵素を効果的に、効率良く使えば長生きできることになります。肉とご飯の食べ合わせは酵素の無駄使いになり、長生きを阻む要因になってしまうのですね。

ただ、どんぶりもの、すし、ステーキとポテト……と、肉とご飯が一緒になったものは多いですね。食べるなら、せめて量を半分に減らす努力をしてください。

水は、生の果物や野菜から摂ろう

水は、人にとって最も大切な要素です。5大栄養素（脂質、タンパク質、炭水化物、ビタミン、ミネラル）に水を加え、6大栄養素とも言われます。水は、その筆頭です。

体の70％は水、脳は90％が水と言われています。体重の２％の水分が減ると喉が渇き、６％でけいれんを起こします。７％だと歩けなくなり、精神障害を起こす等、命の危険にさらされます。ただし、ただ多く飲めば良いのでもありませんし、どんな水でも体に吸収されるかと言えばそうではありません。

悪い水（クラスタの大きい水）を飲むと、体は取り込む時にクラスタを細かくします。そのためにエネルギーを取られ、結果として免疫力を助けるエネルギーが不足し、血液が汚れてしまいます。クラスタの細かい水を飲めば、クラスタを細かくするためにエネルギーを取られません。エネルギーの無駄使いになりません。

生の果物や野菜などの生きている食べ物（70％の水分を含んだ食べ物、調理されていない食べ物）には、**最も理想的な水**が入っています。もし水で水分を摂るのであれば、より活性化された水（活性水）を摂ることです。

「１日に必要とされる水は約2・5ℓ。１日に2ℓ以上の水を飲みましょう」。こんなことが言われますが、そんなに水を飲むと逆効果です。石原結實先生も、著書『「水分の摂りすぎ」は今すぐやめなさい』で言っていますが、１日に2ℓ以上の水を飲めば病気になります。

細胞に吸収されるような水を〝適量〟飲まない限り、血液がサラサラになることもありません。十分に使われず、排泄もうまくされません。個人的な違いはあるものの、水の摂り過ぎが多くの病気（水毒症など）の原因になっているとも言われています。

果物や野菜のフィルターを通して得る水（天然蒸留水とも言います）は、最高の水です。どんな人工的なフィルターを通すよりも体に最も負担が少なく（エネルギーの無駄使いがなく）吸収されていきます。

現代人は、最も理想的な水の摂り方である果物や野菜が不足しています。だから、水を飲むことが必要になるのです。果物や野菜の比率を日々の食事で増やす。これが健康の基本です。それさえできていれば、あまり意識して水を飲むことは必要ありません。

GI（グリセミックインデックス）値の低い食物を選ぼう

しばらく前に、「低インシュリンダイエット」が流行りました。怪しげなダイエット法が多い中で、このダイエット法は悪くはありません。

体は、炭水化物の摂取量を血糖値で判断し、インシュリンを出します。

最近は、粒の細かい食べ物（小麦粉を使ったもの）が多過ぎます。粉にすると表面積が増えるため、体は入った実際の量より多いと認識して血糖値が急に上がります。

また、GI（グリセミックインデックス）値が高い食べ物や白い砂糖、単一のでんぷんなど

おもな食品のGI値リスト

食品100gあたり

高GI値食品	GI値	低GI値食品	GI値
穀物・パン・麺類			
精白米	84	玄米	56
食パン	91	小麦全粒粉パン	50
フランスパン	93	ライ麦パン	58
ベーグル	75	ピタパン	55
うどん	85	日本そば	54
パスタ（乾）	65	パスタ（全粒粉）	50
果物			
パイナップル	65	オレンジ	31
ぶどう（巨峰）	50	りんご	39
すいか	60	グレープフルーツ	31
バナナ	55	いちご	29
肉・魚類			
		牛・豚・鶏肉	45〜49
		魚全般	40前後

高GI値食品	GI値	低GI値食品	GI値
野菜・芋類			
じゃがいも	90	さつまいも	55
にんじん	80	グリンピース	45
とうもろこし	70	さやいんげん	26
かぼちゃ（西洋）	65	トマト	30
		大豆	30
		ほうれんそう	15
		レタス	23
		アボカド	27
		葉野菜・きのこ類・アスパラ・キャベツ・セロリ・きゅうり・大根・かぶ・ピーマン・カリフラワー・ブロッコリーなど	0〜25

牛・豚・鶏肉：脂肪を避けて赤身を食べる。鶏肉は脂肪分が少ない。

魚全般：青魚はGI値が低め。

も血糖値を急激に上げます。ＧＩ値というのは、「ブドウ糖を１００とした場合、食後２時間で、それぞれの食品が血糖値を上げる能力の数値」です。

血糖値が急激に上がると、すい臓から必要以上のインシュリンが出ます。必要以上のインシュリンが出ると、今度は血糖値が下がり過ぎることになります。結果、血糖値が乱高下することになります。

血糖値が乱高下すると、その調整にエネルギーが使われ、免疫力の活性化に回るエネルギーが使われてしまいます。糖尿病の原因になるだけでなく、精神的にも不安定になります。

精神障害の7割は、血糖値の乱高下が原因と言われています。１時間に40㎜以上下がると、あらゆる精神障害の原因になります。

近年、特にうつ病が増えています。うつ病では、血糖値の乱高下犯人説が有力です。GI値は白い食パンが91、全粒粉のパンが50です。白米が84、玄米が56です。同じパンや米でも、GI値の低いほうに変えるだけで血糖値への影響はかなり違います。

日本人の體には、もともと粉にした穀物は適していません。日本人は粉で食べる習慣がなく、すべて噛んですりつぶして食べる習慣でした。よく噛んで食べていると、血糖値が急上昇することもなく、胃やすい臓の病気や糖尿病にはなりません。

ところで、「よく噛む」というのもお金をかけずに誰でもできる健康法の一つです。

誰でも「よく噛んで食べなさい」と言われて育っています。しかし親がそれを見せていないので、子どももよく噛めるようになりません。よく噛むメリットはたくさんあります。今述べてきた血糖値の急上昇を防ぐこともそうですが、脳の活性化、消化酵素がたくさん出て消化を助ける、さまざまな毒を解毒する、食事による活性酸素の発生を抑える、食べ過ぎを防ぐなど、多くの効果があります。基本は30回以上ですが、玄米であれば50~100回です。

どうしてもできない方へのアドバイスとしては、最低でも**毎食最初の一口だけでもちゃんと数えて100回噛む**という実践をしてみてください。それでも効果があります。一口目は影響度が高く、重要です。よく噛む人に胃の病気にかかる人はほとんどいません。

明らかになってきた「AGE」という毒

今、「GI値の低い食物を選びましょう」という話をしました。GI値の高い食物は血糖値の乱高下を招く原因となり、そのことにエネルギーを使います。結果として、免疫力の低下を招く原因となります。

血液中の糖に関し、最近、明らかになってきた新しい毒があります。それがAGE（変性タンパク質）と呼ばれる「終末糖化合物」です。AGEは有害な合成物質で、タンパク質と糖が結びつく「糖化」によって発生します。老化や多くの病気の原因となっているとして、研究が進んでいます。

体外からは、調理の仕方の問題があります。「タンパク質＋糖」に熱が加わるとAGEが発生（特に色が変わるほど焼かれると多く発生）し、それを食べると体内にAGEが増えます。また、体内では、高血糖状態が長く続けば続くほど、血液内の過剰な糖が血管の外に出て、全身のタンパク質（筋肉、肌、血管、水晶体、その他）と結合してAGEが合成され、毒に変わっていってしまいます。それによって動脈硬化、心筋梗塞、脳梗塞、脳出血、認知症、アルツハイマー病、NASH（非アルコール性脂肪肝炎）、肝硬変の手前、骨・肌のトラブル、その他多くの病気を生み出すと言われています。

予防には、次のようなことが大切です。
・血糖値が上がるような食材（ＧＩ値が高いもの）を避ける
・特に動物性脂肪食品、フライドポテトなどを避ける
・ＡＧＥをなるべく生み出さない調理方法（火をなるべく通さない）にする
・よく噛み、ゆっくり食べ、食べ過ぎない
・食べてすぐ寝ない
先に、果物は血糖値を直接上げないすぐれた食べ物という話をしました。

市場では品種改良したり、ホルモン剤によって甘さを増したりした果物が人気がありますが、そうした果物はＡＧＥを上げる原因となります。昨今のフルーツは注意が必要で、フルーツさえ食べ過ぎは禁物という世の中になっているのですね。

ＡＧＥだけの問題ではありませんが、現代人の生活習慣は、ＧＩ値の高い食材に火を通し、夜遅くに、よく噛まずに、急いでたくさん食べる方向に習慣化されています。これは、とりもなおさず病気に向かう方向へ習慣化されていることなのです。

気化熱をガードしよう

皮膚からは、気化熱としてエネルギーが奪われます。手首、足首まで衣服で覆ったほうがエネルギーは奪われません。特に、お腹は出さないことです。皮膚が冷えてくると、交感神経が優位になります。また、細胞の周波数が同調しなくなって免疫力が下がり、毒を出せなくなります。

一方、細胞の周波数が同調していると、循環もうまくいき、超流動（２１１ページ参照）が起きて流れが良くなります。周波数が部分的に同調しなくなると流れが悪くなり、毒が出なくなってしまいます。

健康な人の汗からはアルミニウム、水銀、ダイオキシンといった毒が出ます。汚いし、臭います。病気の人の汗からこうしたものは出ません。汗が臭わないのです。

今、低体温が問題になっています。基礎体温は、エネルギーの一つの指標になります。人の体は、36・5〜36・8℃で代謝が順調に行われます。

１９８５年から１９９５年の10年間で、低体温児童（保育園、小中学生）が17・5倍に増えています。小中学生の７割が低体温で、２割が34℃台です。現在は、もっと増えていることが予想されます。現代人は、普通でも36℃以下の人が非常に多くなっています。

朝、布団から出る前の体温（基礎体温）が36・5〜36・7℃（36・2℃はギリギリ）、平熱では36・5〜37℃が細胞の活動の効率が最高になる環境です。

人の免疫力が最も高くなるのは、体温が40℃近くです。個人差はありますが、**体温が1℃下がると免疫力は34％ほど低下します**（研究により、多少の差はあります）。

35・5℃以下では免疫力が低下し、感染しやすい状態になります。たとえば、白血球のバクテリアの貪食率が低下し、いろいろな感染症にかかりやすくなるうえ、がんにもなりやすくなります。がん細胞の処理ができなくなってしまうからです。

また、酵素にも影響が出ます。一生の間に作られる酵素の量は一定です。**酵素は37℃付近で最高に働き、**体温が下がると酵素の効率は下がります。**体温が下がると、同じ仕事をするにも多くの酵素を使うことになり、一生分を早く使って早死にすることになりますね。**

低体温を招くのは、毒におかされた肝機能の低下です。

基礎体温を決めるのは、肝細胞の何パーセントが活動しているかによります。血中の毒（ワクチン予防接種、口呼吸、食べ物の毒、腸を冷やすなど）が多いと活性酸素が増え、肝臓が脂肪肝になって肝機能障害となっていきます。

低体温の人は、体温を上げることを考えなければなりません。しかし、これはそう簡単ではなく、体温単独で上げることは無理があります。**体温を上げるためには、本書でお話しているようなことをすべて行う必要があります。**時間的には半年～１年をかけ、エネルギーを高める体質改善を図るしかありません。

「体温にも個性があり、低いタイプの人もいる」

低体温の人は周りにも多いし、自分が健康でないと思いたくないため、こう納得している方も多いと思いますが、体温に個性はありません。体温が低いのは、体内に毒が増えて肝臓の負担が大きくなり、体温が上がらないからなのです。

予防接種（ワクチン）は、寿命を抑えるために有効？

今、こう言いました。

「肝機能の低下が低体温を招く。その一因が血中毒を増やす予防接種（ワクチン）」

研究者の中には、「予防接種は、寿命（人口増加）を抑えるために有効なもの」と指摘する人もいます。その原因が免疫力の低下です。

予防接種のワクチンには、防腐剤が使われています。また、抗原強化（常に抗体が働いている状態を作る）という名目で、水銀やアルミニウムが入れてあります。

これらは毒で、予防接種のワクチンには毒が含まれているということです。

「注射で体内に入る水銀は、口から摂取する水銀より一段と有害である。乳幼児は血液脳関門が未完成であるため、水銀は脳細胞や神経に蓄積される。最後に補足すると、生後6ヵ月の乳児は、水銀を排出するのに必要な胆汁を産生できない」

（『アメリカの毒を食らう人たち』ロレッタ・シュワルツ＝ノーベル著　東洋経済新報社）

ＡＡＰ（アメリカ小児学会）、ＮＩＨ（アメリカ公衆衛生局）でさえ、ワクチンの保存料として入れられる水銀など添加物と自閉症の関係を危惧し、ワクチンから除去するように勧告しています。

三種混合ワクチンの接種により、脳と腸に慢性炎症が引き起こされ、自閉症や炎症性腸疾患の起こることがイギリスで報告されています。

体内に水銀などの金属が入ると、なかなか排泄されません。しかし、体は仕事としてそうした毒を排出しようとエネルギーを使い続けます。さらに、脂肪を作って隔離・蓄積しようとします。そこにエネルギーが使われると免疫に回るエネルギーが減り、結果として免疫力が低下し、寿命を縮めます。

さらに**世界で初めて、インフルエンザ予防接種の効果がないことが日本で証明されました。**

１９７９年、前橋市で、男の子がインフルエンザの予防接種を受けたあとけいれんが止まらなくなりました。前橋市医師会は、ワクチンの副作用であると国に認定を求めましたが却下される事件が起きました。その後、前橋市医師会は、前橋市・安中市の小中学生への集団接種を一度すべて中止し、周辺地域とのインフルエンザの流行の差を調べる実験を親の承諾のもとに行いました。１９８０年からの5年間で、６００人の児童を調査。その結果発表されたのが、

１９８７年の前橋レポートです。

前橋レポートでは、予防接種を行った地域と行わなかった地域で、インフルエンザの発症率がほとんど変わらなかったと報告されています。大流行した年でも、発症率はほとんど変わりませんでした。副作用などを含めて見ると、予防接種を行わなかった地域の方が好成績でした。

「6歳以下の幼児ではインフルエンザ・ワクチンの抗体は作られにくいので効果が低いこと、とくに1歳未満の乳児にはワクチンの効果がはっきりしないこと――これらも、厚労省の研究班によって報告されています。

効かないだけでなく、インフルエンザ・ワクチンもワクチンであるかぎり副作用がつきものです。副作用というものは、幼児に最も多く発生するということを忘れてはいけません。それだけのリスクを背負ってでも打つ価値のあるワクチンなのかどうかを、冷静に考えてほしいと思います」（『インフルエンザ・ワクチンは打たないで』　母里啓子著　双葉社）

著者の母里さんは、元国立公衆衛生院疫学部感染症室長です。その人が、インフルエンザ・ワクチンについてこう語っているのです。

タミフル、そしてスペイン風邪の謎

インフルエンザと言えば、最近では、鳥インフルエンザのリスクも言われています。

「鳥インフルエンザは**パンデミック（感染爆発）を起こす。だから、ワクチン接種が必要**」

よくこう言われ、タミフルが大量に使われました。

ここで思い出されるのは、パンデミックの元になった「スペイン風邪（1918〜1919年）」です。感染者6億人、死者4000〜5000万人と言われています。しかし、本当の死亡は感染ではなく、違う理由が指摘されています。

「当時の病理医によるスペイン型インフルエンザで亡くなった方の死体解剖では、インフルエンザによる肺炎の所見がなく、ライ症候群の臓器障害のような所見が記されているからです。つまり、アスピリンこそが1918〜1919年のスペイン型インフルエンザ・パンデミックの主役だった可能性があると疑われているのです」

（『医療ビジネスの闇――〝病気産生〟による経済支配の実態』　崎谷博征著　学習研究社）

ライ症候群とは、「ミトコンドリアに変調をきたすために、細胞内ミトコンドリアが豊富な脳、肝臓などに重い障害が出る致死性の症候群」です。アスピリンは、そのライ症候群の発症で関連性が強く疑われています。なぜ、アスピリンが疑われているのでしょうか？

「1918年には、すでにロックフェラーたちがメディアをコントロールし、彼らのパテントである薬以外の治療法をしらみつぶしに迫害していました。当時、IGファーベンの子会社であるバイエルが新薬としてインフルエンザの症状軽減に『アスピリン』を大々的に宣伝していました。そして、**1日で325mgのアスピリンをなんと25錠も服用するよう、アメリカ医師会が奨励していたのです**」

（『医療ビジネスの闇――〝病気産生〟による経済支配の実態』崎谷博征著　学習研究社）

1日325mgのアスピリン25錠の量は、**現在の上限100mgの約81倍**になります。**大量のアスピリンによってライ症候群を発症し、それが大量死をもたらしたと考えられているる**のです。こうなると、怖いのはインフルエンザ・ウイルスではなく、薬（アスピリン）ということになります。

話をタミフルにもどします。タミフルには、世界の70%を日本で消費している現実がありま す。しかし、タミフルは合併症や入院、第三者への感染を防ぐものではありません。パンデミック（感染爆発）を抑える薬でもありません。

インフルエンザに対するタミフルの効果は、5日の発熱期間を4日に縮める程度と言われています。それだけの効果しかないのに、服用後の異常行動・突然死との因果関係が疑われているような薬なのです。

2005年、日本のタミフル備蓄は1050万人分（約50億円）ありました。その後、使用期限がきたためにほとんど破棄されています。儲けたのは、アメリカのビッグファーマです。50億円という国民の血税が無駄になっただけだったのです。

人類の命題、それは人口削減？

日本を離れますが、もう一つだけワクチンの怖い話をします。

1950年頃、ローマ会議である合意がなされています。その会議では、**地球上の一番の問題は人口が増えることとされ、それをコントロールすることが最も重要な使命だという合意がなされた**と言われています。

2年後の1952年、ロックフェラー3世は「人口評議会」を設立しています。目的は、途上国での家族計画（たとえば、中国の独りっ子政策）、避妊具、避妊手術、人口管理を推進するというものでした。しかし実際は、ロックフェラー家の優性思想プログラムを推進するために設立された「人口削減組織」だと言われています。

優性思想とは、いわゆる「白人優位主義」です。簡単に言うと、自分たち（白人）以外の人口を減らそうとする思想で、欧米白人富裕層が持つ思想です。これを実行する一つの手段として、ワクチンが使われているという指摘があるのです。

・遺伝子組み換え技術で開発したワクチン（GMOワクチン）を接種するキャンペーン

・1990年、WHOはニカラグワ、メキシコ、フィリピンで15~45歳の数百万の女性に、破傷風予防と称して実施。この時使われた**「破傷風トキソイドワクチン」は、中絶する成分（hCG）が入っている不妊化ワクチン。**フィリピンでは、接種後に妊婦の出血や流産が相次ぎ、フィリピン最高裁では接種中止命令を出す

・2004年、ユニセフがナイジェリアで行った**ポリオ予防接種にも同成分（hCG）が入っていた**

・**殺精子GMトウモロコシ（精子の機能を阻害する遺伝子が組み込まれた種子）**が、AGRA（ロックフェラーにより設立、アフリカの緑の革命のための同盟）を通じ、**アフリカをはじめとした発展途上国にばら撒かれる**

（『医療ビジネスの闇――〝病気産生〟による経済支配の実態』崎谷博征著　学習研究社より抜粋）

そして、マイクロソフトを創立した**ビル・ゲイツ**も、ロックフェラーの優性思想の達成に加わっているとも言われています。

ビル・ゲイツは、世界一の金持ちです。ある時、彼は急に非課税団体「ビル&メリンダ・ゲイツ財団」を設立し、ロックフェラー財団等に、ワクチンや抗エイズ薬などの医薬品開発に巨額の寄付をするようになりました。

なぜ、急にそんなことをしたのでしょうか？　実は、1998年、マイクロソフトは連邦政府と17州政府から、独占禁止法違反で訴えられています。2000年の連邦地裁の一審判決では、独占禁止法違反が認められました。

このままだとマイクロソフトのビジネスは立ち往生します。マイクロソフトは連邦高裁に控訴しますが、2002年、マイクロソフトと司法省の間で和解案がまとまります。この和解案は、マイクロソフトに有利な内容でした。

「おそらくロックフェラーに助け舟を求めたと推測されます。なぜなら、この独占禁止法の問題のあと、急いで慈善団体、ビル&メリンダ・ゲイツ財団を設立し、ワクチン推進運動の表のリーダーとなり、ロックフェラーによる病気ビジネスの製薬会社やアメリカ保健省と密接な関係を持つようになったからです」

（『医療ビジネスの闇――〝病気産生〟による経済支配の実態』　崎谷博征著　学習研究社）

この間の経緯について、﨑谷博征氏はこう述べています。これが絶対の真実とは言いませんが、真実であれば話のつじつまは合います。説得力もあります。このあたりの細かい話を知りたい方は、﨑谷氏の同書を読まれると良いと思います。

「ビル&メリンダ・ゲイツ財団」設立後、実は、TED2010会議で、ビル・ゲイツは「ゼロへの革新」と題した演説の中でこんなことを言っているのです。

「何よりも人口が先だ。現在、世界の人口は68億人である。これから90億まで増えようとしている。そんな今、われわれが新しいワクチン、医療、生殖に関する衛生サービスに真剣に取り組めば、およそ10～15%は減らすことができるだろう」

この発言では、「ワクチン等に真剣に取り組めば人口削減できる」というところが問題です。

生命は電磁気的な流れが本質。不調和をきたすと病気になる

体の反応は、電気信号で行われています。神経伝達も電気信号です。まったく意識しませんが、**私たちの生命活動は微弱な電気によって行われている**のです。

中国では、10万年前の石に、「神経経絡《けいらく》同源」と刻まれているそうです。神経と経絡（気の

オーラの層

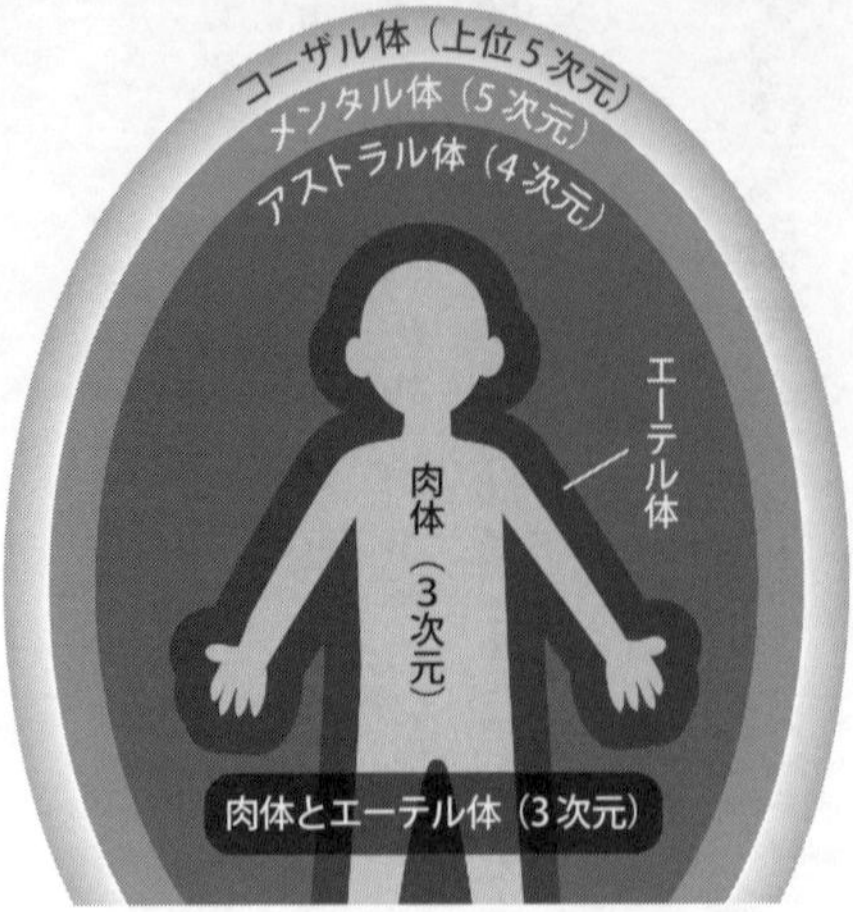

通り道）は同じ（兄弟の関係）という意味です。そんな昔から、體の中の仕組みの神経（≒電気）と経絡（気≒磁気）を認識し、区別していたのです。

体には、常に左から右へ電流が流れています。電流が流れるということは、左右に電圧の差（電位差）があるということです。これを「分極性」と言います。

さらに、人にはオーラもあります。オーラは、肉体に近いところから3層になっています。

・エーテル体……肉体に近いオーラで、通常オーラと言われているもの
・アストラル体（4次元）……エーテル体の外側のオーラ
・メンタル体（5次元）……アストラル体の外側のオーラ

・コーザル体（上位５次元）……５次元の中の上層部で、別名を「魂体」と言う

このオーラの各層はお互いに重なり合っていますが、周波数がそれぞれ異なると言われています。周波数は異なっても、お互いに密接に関係しています。

人は誕生から死までの間、「肉体＋３層のオーラ」によって支配されています。オーラは人の体を動かし、「人はオーラが本質」とする考え方もあります。

肉体とエーテル体は、重なって存在しています。

アストラル体は、前世などのカルマなどの記憶を持っています。その記憶に基づき、健康・病気などの結果を今世で現出させていきます。

また、今世においてアストラル体以上の層で体験した思考・感情・行動などが、エーテル体に蓄積していきます。それが今世のカルマとなり、来世に引き継がれるとされています。

アストラル体はエーテル体に影響を及ぼし、エーテル体を通して肉体に影響を及ぼします。

自我の一部とも言われ、感情・理性・欲望などの潜在意識の霊的な部分と理解されます。

アストラル体は、ある条件のもとで肉体から分離する現象が起きます。このアストラル体の分離から、幽体離脱（アストラル体投射）・生霊現象・臨死体験などが起きます。

ある学説では、α波状態（夢を見ている、瞑想中など）の時に、アストラル体が肉体から分離しているとされています。

オーラの大きさは、エネルギーによって変わってきます。エネルギーが増えると大きくなるため、その大きさでエネルギーの増減を知ることができます。

子どもさんを連れ、私のところに施療に来られるお母さんがいます。

施療前と施療後に子どもさんのオーラを感じてもらうと、施療後には大きくなっていることが分かります。コツをつかんでいただくと、誰でもすぐ子どもさんのオーラを手で感じてもらえるようになります。

生命と非生命の大きな違いは、分極性があるかどうかです。体の左右には電位差があり、オーラの層にも電位差があると言われています。常に電気が流れているわけで、この**電気の流れに不調和をきたすと病気の原因になります。**不調和を生み出すものに、処理されていない感情などが原因していることがあります。**自分を否定したり、社会から影響された概念、過去を引きずったり、後悔したりといったことが電気の流れを乱します。**

分極性を妨害する要素には、物理的なものもあります。これについては、次の項目で詳しくお話したいと思います。

電磁波の影響で体に「邪気」が溜まると、電気の微妙なバランスが崩れる

分極性を妨害する物理的な要素は、コイルが含まれているものです。その理由は、コイルは電磁波を発生させるからです。

主なものに磁気グッズ、パソコン、携帯電話、電子レンジ、電気カーペットなどがあります。電子レンジについては、先に食品が毒に変質する話をしました。その怖さもさることながら、電磁波による影響も決して無視できません。

電磁波とは、電場と磁場の総称です。ロシアのある研究者は、**「磁界が酵素の代謝を変化させる」**と報告しています。

一般的に、電磁波の影響が問われるのは家庭内の極低周波です。スウェーデンでは、電場と磁場の許容限度をそれぞれ25ｖ／ｍ（ボルトパーメーター）、２・５ｍＧ（ミリガウス）と定めています。これ以下でないと、体に悪影響があるとしています。次に示すのは、測定結果の例です。

・ノートパソコン……５００〜８００ｖ／ｍ

・電気カーペット……１０００ｖ／ｍ、３００ｍＧ

・電子レンジ……500v／m、80mG
・ダウンライト（照明）……350v／m
家庭内で最も危険なものが、温水循環式ではない床暖房です。この暖房を入れている家は、人の住む環境ではないと考えます。「そんなバカな」と思われるでしょうが、測定に伺わせてもらえば納得いただけるでしょうし、体の不調に心当たりがあるのではないでしょうか？

電磁波が体を通過する時、体は影響を受けています。体は電気の微妙なバランスが取れていますが、通過する電磁波によって電気のその微妙なバランスが崩れていきます。**電気の流れが狂うと、体に〝邪気〟が溜まる**ことになってしまいます。


邪気とは、「体に不必要に溜まる電気・磁気」のことです（一般的な霊的・カルト的イメージのそれとは別です。もっと物理的な話です）。

第3章で、病気の原因として毒を紹介しました。その**原因（毒）が病気という結果を招きますが、原因（毒など様々なストレス）が邪気を生み、溜まった邪気が病気の根本原因になっているることが非常に多くあります。病気そのものもまた新たな邪気を生み、悪循環が生じます。**

この悪循環に陥ると、元の原因を取り除いても治らなくなります。邪気を抜き、体をリセットしていかないと、病気は治らない状態になってしまうのです。

根本から改善するには邪気を取り除くことです。セルフアップでの私の施療の中心は、この邪気を取り除くことです（アース療法）。**邪気が取り除かれれば、體は本来の自然治癒力を取り戻します。**ただし病気を治すのは私ではなく、人それぞれの中にいる１００人の名医です。

生命は、電磁気的な流れが本質です。電磁波は邪気を生み、氣の流れを乱す代表です。体のエネルギーを考える時、こうした妨害要素は極力排除する必要があります。

日本には、「社団法人全国電磁波測定士協会」という法人があります。**電磁波測定士が家庭やオフィスに出向き、電磁波を測定します。現状をお知らせするとともに、その対策の提案も行います。私も認定測定士です。**全国電磁波測定士協会のＨＰ（www.denjiha.org）を参考にしてください。

電磁波問題を放置すると、病気のリスクが非常に高くなります。対策のツボさえ押さえれば、電磁波の問題は簡単にクリアできます。

現代において、もはや電気がなくては生活できません。一生どのように電気製品とつき合っていくかはとても重要です。対策は無理だとあきらめれば、いずれそのために病気になっても誰も責められません。日本は対策が遅れているので、自己責任で管理していかなければなりません。だからと言って、恐れ、電気製品を避けているだけでは不便ですし、電磁波の影響を無視すれば病気の危険性が高くなります。

特にＩＴ関係などでは、オフィスがパソコンで満たされた職場環境で一日中働くというのが普通になっています。対策をしなければ、だいたい3～5年で体調を崩します。電磁波の影響が大きいと考えられます。いずれはうつになり、使い捨てられるという悲しい現実があります。

そのようなケースに対しても、私は未然に防ぐサポートがしたいのです。

パソコン、電気カーペット、床下の配線など、ほとんどの電磁波問題は根本対策が可能で、その経費は「病気予防」という視点で考えれば安価と言えます。便利、豊かさと安心・安全な生活・職場環境は両立できます。これらの問題に対し、測定や具体的な対策のアドバイスをするのも私の仕事です。

逆子、治れば一件落着ではない。かえって赤ちゃんに危険が……

女性にとって、結婚・出産は大きな節目です。

妊娠では、逆子が大きな問題になりますね。なぜ、逆子になる場合とならない場合があるのでしょうか？　あるいは、なぜ逆子が最近増えているのでしょうか？

逆子には原因があります。決して「たまたま」ではなく、**赤ちゃんの都合で逆子になっているのです。**その大きな原因が、ここでお話している電磁波です。電磁波の影響で**母親の下腹部**

逆子の本当の原因とは？

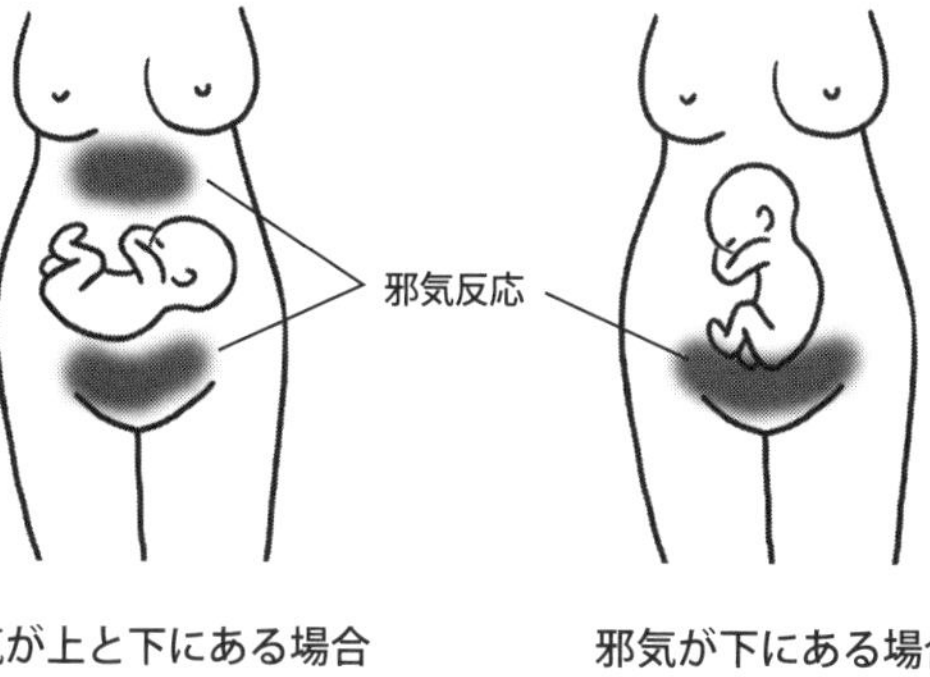

に邪気が溜まり、その影響を（特に脳に）受けたくないので、赤ちゃんは本能的に頭部を遠くへ逃がしています。それが逆子なのです。

「帝王切開はしたくない」「自然分娩したい」などの理由で、邪気が原因とは知らずに、逆立ちとか逆子体操、それに手による位置の矯正などで元に戻す行為をされるのが一般的ですが、赤ちゃんがかわいそうですし、危険でもあります。

それらの方法で元に戻してしまうと、赤ちゃんの脳に邪気が溜まる原因になります。結果、見た目は無邪気でも、「無〝邪気〟でない子」が生まれることになります。

逆子は、戻れば一件落着ではありません。親の都合で逆子を治すのはやめましょう（何もせず、ただお医者さんの仕事（手術）を増やすのももちろん問題ですが）。

ベストは、妊娠中に母体の邪気を取り、赤ちゃんが自分から安心して定位置に戻ることです。そして、邪気が少なくなれば、まだ残っていても、赤ちゃんが定位置に戻ることはありますが、その後も十分に取り切ることが大切です。

邪気を取らずに出産した場合、生まれてからでもできるだけ早い時期に、赤ちゃんの邪気を取ってあげることが大切です。

母体に邪気が溜まっていると、血流は悪くなり、免疫力も低下します。いろいろな病気の原因になりますし、胎児の成長への影響や出産そのものも困難になることが考えられます。

セルフアップでは、妊娠中の方に対しても、邪気を取る施療（アース療法）を行っています。この方法だと母体と赤ちゃんの邪気が同時に取れます（注意。結果には個人差があり、この方法で必ず逆子が治ると保障するものではありません。他の原因で逆子になっている場合もあり、ごくまれに改善しないこともあります）。

オフタイムを設け、負荷を減らそう

體は常に傷ついた細胞を修復していますが、修復には、そのための時間が必要です。オフタイムを設けて体の負荷を一定量減らすと、細胞を修復するスイッチがＯＮになります。

基本的に修復は寝ている間に行われますが、休めない組織・臓器があります。たとえば心臓です。心臓は常に収縮運動を行っていますが、心臓そのものも細胞のエラーを修復しなければなりません。**負荷を30％下げるとそのギャップがきっかけとなり、心臓の細胞のエラーの修復が始まります。**

心臓の負荷を減らす方法として、脳と心臓の高さを同じレベルにすることが大事です。立っている時の血圧が１３０なら、座ると１１０くらい、横になると90くらいになります。横になることで負荷は30％程度下がり、そのギャップで細胞の修復が始まります。

脳は、体の筋肉の緊張（ストレス）がない状態でα波が出て、修復が始まります。憎む・ストレス・筋肉の緊張などがあると、睡眠中も筋肉は緊張状態から解放されません。この状態では脳は休めず、脳細胞は修復されません。

筋肉の緊張を取るには、副交感神経を優位にすることです。そのために、39～40℃くらいのぬる目のお風呂に、20～30分程度入ると良いでしょう。

エネルギーを作る時に活性酸素が発生する。この事実を知る

人の体は細胞が組織を作り、組織が臓器を作り、臓器が体を作っています。元気な体とは、

ミトコンドリアとマイナス水素イオンの関係

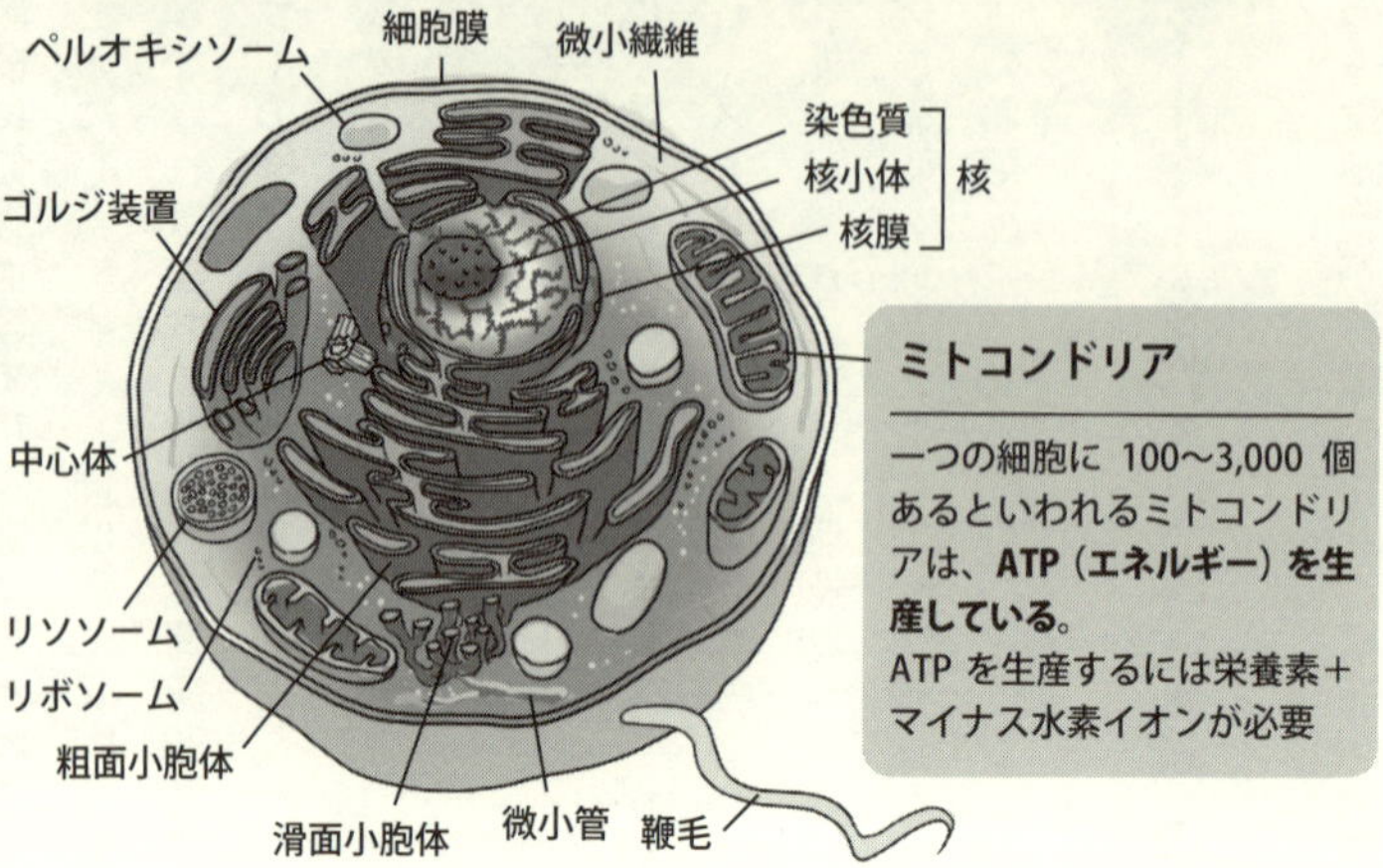

細胞一つひとつがエネルギーを活発に産生している状態です。

人のエネルギーは、体温と生体エネルギー（ATP＝アデノシン三リン酸）に分けることができます。そのエネルギーは、細胞内の小器官であるミトコンドリアで作られています。

一つの細胞に、100～3000個のミトコンドリアがあります。

エネルギーの産生には、細胞が必要とするすべての栄養素が必要になります。「すべての栄養素を摂りましょう」と言う理由はここにあります。

また、マイナス水素イオンも必要です。マイナス水素イオンは、クエン酸サイクル（TCAサイクル）内で産生されるATPの原材料になります。

ただし、ミトコンドリアは、活動すればするほど活性酸素も生み出します。呼吸で取り入れた酸素からエネルギーを作る時、その２％が活性酸素になります。

ミトコンドリアでは、その時に発生する活性酸素を消去する酵素（ＳＯＤ＝スーパーオキシドディスムターゼ）が同時に作られます。体には、グルタチオンペルオキシダーゼやカタラーゼといった抗酸化酵素も備わっています。活性酸素は白血球の武器になり、生体に侵入してきたバクテリアやがん細胞などを攻撃します。

ただし、活性酸素が過剰に発生すると問題になります。抗酸化酵素は、過剰に発生した活性酸素を処理しきれなくなります。処理できなかった活性酸素は、生体内で酸化障害を引き起こすからです。そのことが老化を早めるほか、がんなどの生活習慣病の原因となります。

「抗酸化が重要、抗酸化を考えましょう」

マスコミなどでよく叫ばれるのは、ここに理由があるのです。

ミトコンドリアの活動で発生する以外、活性酸素の発生原因は実にさまざまです。

・運動……運動不足や過度の運動で発生

・化学物質……食品添加物、農薬、洗剤、大気汚染などで発生（年間４～５kgの化学物質を摂取している。臍帯血内から２８７種類の化学物質が検出されている）

・紫外線……強力な殺菌力をもつ紫外線は、細胞中の水分と反応して活性酸素を発生させる

・ストレス……ストレスに対抗するために、酵素が分泌される。分泌された酵素の反応から活性酸素が発生する
・食事……食べたものをエネルギーに換える時、副産物として発生する
・タバコ……タバコの煙の中には、活性酸素の材料がぎっしり詰まっている。自分はタバコを吸わなくても、副流煙を吸い込めば同じこと

つまり、「私たちは、過剰に活性酸素を作る生活環境の中で生きている」わけです。
体内にこれらの毒が増えると体内に顆粒球が増え、活性酸素が増えてしまうのです。

活性酸素対策には、活性水素の摂取も有効

現代の私たちが暮らす環境は、活性酸素を発生させる条件にあふれています。 活性酸素を過剰に発生させずにいようとしても、なかなか難しいようです。

活性酸素には、次の4種類があります。

・スーパーオキシド……エネルギー代謝の過程や体内にウイルスなどが侵入した時、最初にしかも大量に発生する（SODが消去）
・過酸化水素……スーパーオキシドからの反応で、体内でも常に発生する。傷口の殺菌消毒に

利用するオキシフルは、過酸化水素の３％溶液（カタラーゼが消去）
・一重項酸素……紫外線などの光の刺激により、皮膚や目に発生する
・ヒドロキシラジカル……最悪の活性酸素で、細胞や遺伝子を傷つける発がんの張本人（グルタチオンペルオキシダーゼが消去。ビタミン、β-カロテン、ポリフェノールなども必要）

日本医科大学老人病研究所の太田成男教授のグループは、ユニークな実験をしています。水素とヒドロキシラジカルが反応すると、化学反応で水となり、安全に体から排出されます。太田教授らは、細胞の中のヒドロキシラジカルが、水素でどれくらい除去されるかを実験したのです。その結果、**水素がごく微量存在するだけで、最悪の活性酸素であるヒドロキシラジカルが約60％減ることを確認しています。**さらに、症状の悪化に活性酸素がかかわっているとされる脳梗塞を起こしたラットにも、水素の効果が確認されています。

この発見は、アメリカの医学雑誌『ネイチャー・メディシン』に発表されています。

健康でいるために、抗酸化を考える必要があることは認めます。しかし健康食品などでは、抗酸化だけで健康が成り立つ、あるいは、健康になると宣伝するようなところもありますが、たまたまとか一時ということはあったとしても、何か一つの手段で健康が実現することはありません。抗酸化に限らず、どんなものでもそうです。また、活性酸素を完全な悪玉と考える人もいますが、健康のためにある程度の活性酸素は必要です。そのために、活性酸素とのバラン

スを取る酵素（ＳＯＤ）を作るミトコンドリアの活動を助ける栄養素も大切になります。
それらさまざまな要因を考えた上においても、現代ではやはり体内で過剰に発生しがちな活性酸素の具体的対策として、活性水素の摂取はとても有効であると言えるでしょう。

マイナスイオンに取り囲まれた生活習慣

みなさんは、マイナスイオンという言葉を聞いたことがあるでしょう。森の中や滝の水しぶきなどに多く含まれ、健康に良いとされている物質です。

空気中の水分子等が何かのきっかけで電子が一つ多い状態になって、マイナスの電荷を帯びた場合、これをマイナスイオンと呼びます。それ自体は非常に不安定なので、瞬時にまわりのプラスイオンとくっついて、プラスマイナスゼロの状態になります。

ここで問題になるのは、**ある一定空間の中でのマイナスイオンとプラスイオンのバランスです。相対的にどちらが多いかということが、健康に影響を及ぼすのです。**

本来、自然の中ではマイナスイオンが圧倒的に多く、人の生活空間でも20世紀初頭で、空気中のマイナスイオン対プラスイオンは、1.2対１くらいだったそうです。現在はその逆でプラスイオンが多い状態の中で暮らしています。

空気中にマイナスイオンが多いと、それが口や肌から体内に入り、活性酸素の抑制につながって、さまざまな病気の原因を断ち切ることができます。一方、プラスイオンが多いと体を酸化させます。体内の活性酸素は現代の病気の原因の80％を占めると言われています。

それくらい体にとって電子のバランスは重要な問題なのです。

なぜ現代の生活環境はバランスが崩れているのでしょうか？　空気中のイオン環境を悪化させている原因はたくさんあります。車・工場の排気ガス、汚染された河川や酸性雨、ダイオキシン、農薬、食品添加物、新建材、有機リン化合物等、また、電子機器から放出される電磁波もプラスイオンの仲間です。

それでは、マイナスイオンを増やしたり、体に取り込んだりするにはどうすればよいでしょう。都会のマンションでも確実にできる方法はマイナスイオン発生器を部屋に置くことですが、実は、それほどお金をかけずともできることがあります。

・窓を開け、部屋の中に溜まったプラスイオンを外の空気と入れ替えるのがもっとも手っ取り早い。特に朝の6時から10時くらいまでは外のマイナスイオン量が多い。電子機器・家電の多い部屋では特に心がける（幹線道路近くでは車が走り始める前まで）

・部屋に観葉植物を置く。大量の炭も良い

・部屋の湿度をマイナスイオンが発生しやすい40％から60％の間に保つ。80％以上だとプラスイオンが多くなる。雨になると体の調子が悪いという経験をされた人も多いのではないでしょうか？

・水が蒸発する時にマイナスイオンが発生する効果を利用し、加湿器を置く（湿度の上げすぎに注意）。雨上がりの清々しさに覚えはないでしょうか？

・時々自然の中を歩く、特に水や緑の多いところ。ちなみに最もマイナスイオンが多い場所は、滝壷の近く（10メートル以上離れたところ）です（滝壷に身を寄せてマイナスイオンを吸入する効果を証明したノーベル物理学者のフィリップ・レナード博士にちなんで「レナード効果」と言う）

・窓を開けて露天風呂に入る。閉め切った風呂では湿度が高すぎて逆にプラスイオンが多くなります

以上、簡単に実践できるのでお勧めです。

ただし、家電製品で流行の「マイナスイオン」という言葉には注意してください。実際に測定器で測ると、ほとんど出ていないものや、プラスイオンも同時に出しているもの、また、電磁波やオゾンなど有害物質を出しているものなどがあります。ここでも本物選びが重要になってきますね。

（参考文献：菅原明子『心を癒し健康をつくるマイナスイオンの秘密』ＰＨＰ文庫）

高層住宅は危険。住環境は、地上3階が健康を維持できる限度

この章の最後に、住環境について考えてみます。

健康の視点から見た条件は、当然ですが、木造が理想的です。日本の気候にも合っていますし、鉄筋コンクリートでは有害物質でシックハウス等が発生するためです。

そして、あまり知られていなくて重要なことがあります。それは、地上からあまり離れていないこと（地上3階が健康を維持できる限度）です。

師匠の遠藤立一博士から教わった事実ですが、人の精神上、高層住宅がどれだけ悪いかという研究が行われたそうです。ロンドンで行われた世界都市会議で、次のような結果が発表されたと言います。ロンドンの高層住宅が密集したある地域の話です。

この地域で精神病の患者さんと犯罪者があまりに増えたため、そこを封鎖し、隣に最高**3階建てまでの都市を建設し、30万人をそっくり移住させたのです。その結果、精神病の患者さんや犯罪の発生が三分の一以下に下がった**と報告されています。犯罪心理学研究がアメリカで始まったのも、高層住宅ができてからです。

人は、生活するために空間というものが必要で、それがなくては精神的におかしくなります。

高層住宅は、住面積が増えていると思われますが、実は研究の結果、1階の面積に一緒に住んでいる状態に近いという現象が起きることが分かっています。

人の特徴として、物理的な距離が短くなってくると、精神的には離れていきます。要するに、相手の存在を無視するようになってくるわけです。それが犯罪に結びつくということになるわけですね。

また、以下の角度でも、高層住宅を問題視している学説があります。

・磁場の関係で、地上から離れ過ぎると、体の磁気的バランスが崩れる
・体に溜まる電磁波を、地上から遠くなると、足からアースしにくくなる
・高所による不安等の精神的問題
・氣功、風水の視点では、高層では「地のエネルギー」を受けとれなくなる

地上3階が健康を維持できる限度と言っても、日本のように狭い国、特に都市ではこれは困った事実です。そもそも都市の集中化が問題なのかもしれませんね。

第 5 章

N（nutrition ＝栄養）をコントロールする

PENCコントロール®

「未確認の必要栄養素」を摂取しよう

「食」は、「人」を「良く」すると書きます。

「食で治せない病気は、医もこれを治せない」ヒポクラテスもこう言っています。

人は、栄養を食から摂ります。この章では、そのN（nutrition＝栄養）のコントロールについてお話しします。なぜ、ここで栄養のコントロールが出てくるのでしょうか？

体に入る毒をゼロにすることは、非常に難しいことです。ですから排毒の仕事が大切です。その仕事を可能にするために、栄養のバランスが必要なのです。

先に、近年の低体温児童の爆発的増加の話をしました。その一因はミトコンドリアの機能低下です。ミトコンドリアの機能を制限している要素は、細胞が必要とするすべての栄養素です。すべての栄養をしっかり摂っていなければ、エネルギーを作り出すミトコンドリアの機能は低下してしまうのです。体に栄養素が必要な理由は、ここにあるのです。

体温を1℃上昇させるために、すべての栄養素の必要量は倍増します。栄養素をひと言で言ってしまえば、「ミトコンドリアがエネルギーを作るために必要なもの」です。

「未確認の必要栄養素とは何のこと？」と疑問に思われた方もあるでしょう。

「ビタミンの何々が必要とか、ミネラルの何々が必要だから摂取しましょう」

研究が進んだ結果、人の必要ないろいろな栄養素が明らかになってきました。

そうした栄養素があることは確かですが、**食べ物（植物、あるいは動物）の中には、まだ確認されていないさまざまな栄養素が含まれています。**

体は、単体の栄養素では理論どおりには吸収できていません。**そうした未確認の栄養素も一緒に体の中に取り込んでいるから、吸収することができるのです。**

一部分だけ食べ、後は捨ててしまう食べ方が多くあります。そうした食べ方をすると、未確認の必要栄養素を摂れない可能性があります。そうなると、食べても実質上の効果が出ないことになります。

食べ物は部分的に食べるのではなく、全体を食べることです。野菜は、全体を食べられる生が基本です。野菜なら、スプラウト（新芽）を食べる、魚なら、頭からすべて食べられるものを食べる。それが、未確認栄養素の多いものを効率よく摂ることにつながります。

全体を食べる考えに対し、錠剤・健康食品などは人工的に成分を抽出したものが多く、こうしたものは吸収しにくいだけでなく、溜まって毒になるなど、常用には適さない場合が多くあります。

一般的なサプリメントは、特定のある成分を人工的に抽出・濃縮します。特定のある成分を抽出・濃縮すると効果がありそうな気がしますが、分からないもの（未確認の必要栄養素）を取り除いてしまいます。一般的なサプリメントの問題は、そこにあります。特定のある成分を抽出・濃縮すると一見効率良く摂取できる気がしますが、実際は思ったより効果が得られないことが多いようです。

生きた食品、無農薬の食品、低加工食品を食べよう

昔の野菜と現代の野菜は、見かけはそう変わりません。しかし、現代の野菜は化学肥料を使ったり、石油を燃やして育てるハウス栽培などが行われています。

野菜・果物の栄養素の量を比較すると、昔に比べて半減しています。

１９５１年と２０００年の50年間を比較してみると、**たとえばホウレン草のビタミンAは10分の1以下になっています。**

これだけ栄養素が激減した理由は、経済性と生産効率を追求したからです。化学肥料を使ったり、ハウス栽培を行うと早く育ちます。

農薬の問題もあります。虫がつかないようにする農薬は、作物が必要とする栄養素と構造が似ています。作物は、栄養素と勘違いして農薬を取り込んでしまいます。

今と昔――こんなに弱くなった野菜たち

科学技術庁「食品成分分析調査」1951 年／1982 年／2000 年調査との比較

食品名	栄養素	1951 年	1982 年	51/82	2000 年	51/2000
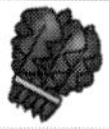 ほうれんそう	ビタミン A	8,000	1,700	21.2%	700	8.76%
	ビタミン C	150	65	43.3%	35	23.3%
	鉄分	13	3.7	28.5%	2	15.4%
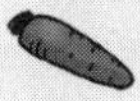 にんじん	ビタミン A	13,500	4,100	30.3%	1,700	12.6%
	ビタミン C	10	6	60%	4	40%
	鉄分	2	0.8	40%	0.2	10%
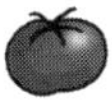 トマト	ビタミン A	400	220	55%	90	22.5%
	鉄分	5	0.3	6.0%	0.2	4%
	りん	52	18	34.6%	26	50%
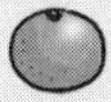 みかん	ビタミン C	2,000	46	2.3%	35	1.75%
	カルシウム	29	22	75.9%	17	58.6%
	鉄分	2	0.13	5%	0.1	5%
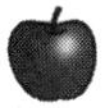 りんご	ビタミン A	10	1.1	11%	0.21	2%
	ビタミン C	5	3	60%	4	80%
	鉄分	2	0.1	5%	—	—
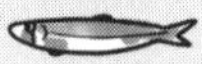 いわし	カルシウム	125	85	68%	41	32.8%
	鉄分	10	2.3	23%	—	—
	りん	1,050	290	27.6%	—	—

食品 100g 中の成分　単位 mg

農薬は危険な毒です。そのうえ、必要な栄養素が取れなくなってしまいます。

また、消費者をひきつけようと、〝甘い野菜〟が次々に登場しています。

昔の人参やピーマンは、本当に自然の香りがしました。味も濃いものでした。現代の人参やピーマンは外見こそ同じですが、香りも失われ、味も薄くなっています。

昔は、人参嫌いの子どもがたくさんいたものです。現代の子どもにも人参嫌いはいるでしょうが、人参ジュースが大好きな子どもも増えています。その理由は、人参が甘くなっているからです。育てる時に、人参が甘くなるような方法を採っているからです。その代わり、必要な栄養素は減っています。

トマトもそう。フルーツトマトといったトマトが出現しているように、甘さを増すように育てたトマトが市場を席巻しています。こちらも、栄養素はやはり減っています。

昔の人と同じ量の野菜を食べていても、摂れる栄養素は減っています。

現代は同じ量すら食べられていませんから、栄養素が十分に足りるとはとうてい言えません。**足りない栄養素があると、体はその栄養素を欲しがり、量を食べないと満足できません。結果として、食べ過ぎになります。**

食べ過ぎるとエネルギー低下につながり、免疫力の低下を招きます。免疫力が低下すると余計に栄養素が必要になり、食べ過ぎる。そうした悪循環に陥ります。

本当に自然な形で野菜をじっくり育てると、生産効率が悪いように見えます。しかし、実際は逆で、生産効率は高くなります。10倍以上の栄養素が入っていれば、それだけ価値が高くなるからです。

価値が高くなる分だけ価格も高くできますが、10倍以上の価格は現実的ではありません。生産者にとり、そこが悩ましいところでしょう。**消費者が賢くなり、本物を作る生産者を支えていく必要があります。**

魚も、養殖ものが増えています。養殖では、エサに人工的な栄養抽出物を混ぜて与えます。病気にならないように、抗生物質もたっぷり与えます。その抗生物質は私たちに取り込まれ、毒になります。加工する際には、食品添加物や防腐剤がふんだんに使われます。これらも、私たちの体に毒になります。単体でも毒ですが、それらが人の体内でどんな複合汚染を引き起こすかは確認されていません。

生きた食品、無農薬、低加工の食品を食べる。このことをしっかり頭に刻み込んでおく必要があるでしょう。

食品の表示を鵜呑みにしてはいけない

少し前、ホテルやデパートのレストランなどで偽装表示が大問題になりました。

食品には、「無農薬」「有機栽培」「国産１００％」「国産小麦使用」「産地」といった表示がいろいろあります。こうした表示を信用する方もいますが、そう安易に信用できません。

たとえば、有機栽培です。

「農薬は体に危ないから、野菜は有機栽培を選んでいます。有機栽培は無農薬だから」

よくこう言う方がいますが、大きな勘違いがあります。

有機栽培と表示されていても、無農薬とは限らないのです。

「でも、有機栽培の野菜は虫が食っています。これは農薬を使わない証拠でしょ」

こう反論したいかもしれませんが、有機栽培では堆肥や牛糞などの有機肥料を使います。本当に自然栽培を行っている農家は理解していますが、有機肥料を使っているところには虫が好んで寄ってきます。すると、余計に食べられてしまいます。

そこで、**指定農薬や指定化学肥料を使います。指定農薬や指定化学肥料であれば使っても表示義務はなく、消費者には分かりません**。これが、有機栽培の実情です。

本当に自然栽培を行っているところでは、そこまで虫は寄ってきません。

自然栽培では農薬は無論のこと、化学肥料や有機肥料など肥料的なものは一切使いません。土の力だけで野菜を育てるため、本当にエネルギーいっぱいの野菜が育ちます。ちょっと食べて虫が満足するため、ほとんど虫がつきません。

肥料的なものを一切使わず、土の力だけで野菜を育てるには、それだけの土作りが必要です。そうした土作りには、4～5年以上かかります。いったん農薬が入った土壌は、農薬が残留しています。安全になるまでに時間がかかります。

遺伝子組み換え作物を使った製品も危険です。**遺伝子組み換え作物は5％以下であれば、また成分比率で4番目以下なら表示しなくてもよい**ことになっているからです。

パンなどには「国産小麦使用」という表示もありますが、これもカラクリがあります。

日本は小麦の90％弱が輸入で、それほど国産小麦があるわけがありません。**国産小麦が10％**

入っていれば、「国産小麦使用」と表示できるのです。

10％という数値は、ちょうど（たまたまか？）その輸入比率に相当します。「国産小麦使用」という表示は、「90％は輸入小麦を使っています」という表示と勘ぐることもできます。

「国産100％」の表示であれば、小麦も大豆も、50％以上は入っていると一応信じて良いでしょう（50％以上で、100％表示が許可されている）。

輸入小麦の問題は、ポストハーベストです。袋詰めの段階で、小麦粉に、白い粉の農薬（殺虫剤、防カビ剤）を直接混ぜています。そうしないと、海は渡ってこられません。

これでは**残留農薬と言うよりも、農薬入り小麦粉**と言ったほうが正確です。麺類などは、ほとんどがこうした小麦粉が使われていると思って良いでしょう。

さらに、輸入の問題では、農薬の食品添加物表示があります。

昔、日本で許可されていない農薬が、日本向けのアメリカ産柑橘類に使われていたことがありました。日本がそのことを指摘し、一時輸入を止めると、アメリカは日本の自動車を輸入しないと恫喝してきました。これを「日米レモン戦争」と言います。

その時、アメリカの圧力に対し、日本政府はどうしたでしょうか？

農薬を、食品添加物の分類に変更したのです（OPP-Naは1977年、TBZは1978年に許可）。食品添加物だから多少入っていても大丈夫と思うと、大間違いということですね。

「減農薬」の表示も、カラクリがあります。**農薬を撒く回数を〝半分にする〟だけで、「減農薬」と表示が可能**だからです。

実際は**3~5倍も強力な農薬を使っていても表示できる**のですから、逆に残留農薬が多いこともあります。体にとって、その残留農薬は非常に悪い毒となります。

また、原材料の原型が残らない場合（しょう油や植物油、豆腐など）、材料の表示義務がなくなります。遺伝子組み換え作物を使っていても、その表示をしなくてもよいのです。

「国産表示」も、日本で最後の少しの工程で加工、またはパッケージングで可能です。原産地を偽る表示違反も後を絶ちません。

食品表示にはいろいろなカラクリがあります。表示だけを見ていると、何を食べさせられるか分かったものではありません。注意が必要ということですね。

塩は高血圧の原因？　減塩思想には間違いがある

塩について、あなたはどんなイメージを持っているでしょうか？

「塩は高血圧のもと。摂り過ぎてはいけない」

日本人のほとんどがこの常識を疑いませんし、医師にもそう言う人はたくさんいます。あなたも、そうしたイメージを持っているのではないでしょうか？

その根拠は、１９５４年（昭和29年）にアメリカのダール博士が行った調査です。この調査は、日本人の食塩摂取量と地域との関係を調べたものでした。その調査結果から、「食塩摂取量の多い地域に高血圧が多い」という塩と高血圧の関係を発表しています。

ところがその後、データにおかしなところがあり、ダール博士は研究をし直しています。すると、食塩を多く摂る地域に高血圧の発生が少ない地域がけっこうあることが分かりました。再調査の結果、白米食（玄米を食べなくなったこと）が高血圧の原因と分かり、修正発表を行っています。

ただし、修正発表はあまり報道されませんでした。その結果、「塩＝高血圧」という最初の発表だけが日本人の頭にこびりつき、常識となってしまいました。

塩には、〝本物の塩〟と〝ニセモノの塩〟があります。〝本物の塩〟とは、海水から作られた伝統的な塩です。

海水には、あらゆる成分が含まれています。本物の塩はミネラルが豊富で、血圧を上げる原因にはなりません。52種類の元素、人体に必要なミネラルもすべて含まれています。

人類の進化をたどると、人類の起源も海です。人の血液の成分は海水と共通し、受精卵の90％、羊水の１００％が海水と同じような成分です。輸血として血液の替わりに海水を入れるという研究もあり、動物で成功しています。〝本物の塩〟は海のエキスであり、生命の源なのです。

医師でも、〝本物の塩〟は体に悪くないどころか、體に良いことを知らない人もいます。

現代人は、塩の摂取が足りません。足りない塩は精製された白い塩（食塩）ではなく、〝本物の塩〟です。

〝本物の塩〟の替わりに食塩（99％が塩化ナトリウムの精製塩）を摂り、ミネラル不足その他の害を受けています。**〝本物の塩〟を摂らなくなったことこそ、さまざまな生活習慣病の原因となっているのです。**

糖尿病、肝臓病、腎臓病、心臓病、不整脈、低血圧、高血圧、花粉症、肩こり、冷え症……。これらは現代病と言われますが、〝本物の塩〟を摂らなくなったことが大きく関連しています。

「塩を摂れば摂るほど、体からカルシウムが失われていく。ますます骨がもろくなり、骨粗しょう症になるリスクが高くなる。骨粗しょう症の問題を考える時、カルシウム摂取量の不足より、塩の摂り過ぎのほうが、日本人にとってずっと深刻な問題だといえる」

（『フィット・フォー・ライフ』ハーヴィー・ダイアモンド＆マリリン・ダイアモンド著　グスコー出版）

ここで指摘されている〝塩〟は、悪い塩（ニセモノの塩）のことでしょう。

〝本物の塩＝良い塩〟と〝ニセモノの塩＝悪い塩〟を区別せず、「塩は○○」という大雑把な表現は意味がありません。カルシウム、マグネシウム、カリウムなど52元素がしっかり入っている〝本物の塩＝良い塩〟は體に良いが、〝ニセモノの塩＝悪い塩〟は体に悪い。ここをハッキリ区別しましょう。そして本物の塩は当然高価ですが、健康食品だと思えば安い方ですね。

白米食をやめて、玄米食にしてみよう

生活習慣病の大きな要因として、玄米から白米食への変化もあります。

玄米には、人に必要な栄養素のほとんどが含まれています。分かっているだけでも、**40種類以上の栄養素**が含まれています。

しかし、**白米はその栄養素の95％を取り除いています。**何のことはありません、**カロリーだけが豊富な米の「残りカス（粕＝〝白〟い〝米〟）」**となっているのですね。

玄米食を否定する人は、玄米の中にあるリンを体に悪い成分と言います。しかし、その後の研究で、玄米の形でヌカと一緒に食べれば体に影響しないことが分かっています。ところが、その成分が体に悪いということだけが一人歩きし、「玄米は体に悪い」という話が広まっているのです。

白米はＧＩ値が高く（84）、血糖値を急上昇させます。太る原因でもあり、血糖値の乱高下から糖尿病の原因にもなります。

一方、玄米のGI値は56（五分づきで58）で、そんな心配は要りません。日本人は昔から玄米を食べていました。その歴史と比べれば、白米を食べる文化は短いものです。玄米が悪いものであれば、日本人はとうの昔に消えていたかもしれません。

サプリメントを摂ることを考えるのであれば、まずその前に、白米を玄米に変えることです。そのほうが手っ取り早いですし、栄養素の補給でもお勧めです。

玄米は苦手というのであれば、五分づきでもいいでしょうね。

家庭用の小型で安い精米機も売られています。七分づきであれば、食感は白米とあまり変わりません。七分づきでも大切な胚芽は残っていますから、まずそこから始め、慣れてきたら五分づきから二分づきへ、そして玄米へとシフトしていけば良いでしょう。

一つつけ加えると、玄米を食べる時は、特に良く噛んだ方がいいですね（一口50～100回）。20回以下だとかえって消化に負担がかかるので、むしろ玄米は食べない方が良いかもしれません。

塩と玄米以外にも、「マゴワヤサシイコ」の重要な基本食材がある

今、塩（本物の塩）と玄米についてお話しました。塩と玄米以外にも、重要な基本食材があ

ります。それは「マゴワヤサシイコ」です。

・マ……豆類、大豆食品（納豆、豆腐、味噌など）
・ゴ……種実類（ゴマやナッツなど）
・ワ……海藻類（ワカメやコンブなど）
・ヤ……野菜・根菜類
・サ……魚介類（特に青背魚類）
・シ……キノコ類（シイタケなど）
・イ……イモ類
・コ……酵素、発酵食品

一般的には「マゴワヤサシイ」とされていますが、そこに**「コ（酵素、発酵食品）」が加わる**とさらに良くなります。酵素は食材ではありませんが、いろいろな食べ物に含まれています。**酵素の最も効率の良い取り方は、ローフード（生で食べる）で摂ること**です。その目的は、「加熱によって失われがちな酵素やビタミンなどを効率よく摂取すること」です。ただし、酵素が破壊されないとされている48℃以下なら、過熱してもかまいません。

「加熱調理された食べ物は死んだ食べ物以外のなにものでもない。死んでいる物質というのは生きた組織としての仕事をまっとうできない、というのは自明の理だ。摂氏54・4度以上の高温に当てられた食べ物は、その生命体としての価値や栄養的価値をすべて失くしてしまう。このような食べ物でも、人の組織の中で自らの生命を支えることだけは続けているが、それは、健康、エネルギー、活力を次第に衰退させているという高い代償のもとで行われているのである」

（『フィット・フォー・ライフ』ハーヴィー・ダイアモンド&マリリン・ダイアモンド著　グスコー出版）

ここでローフードをお勧めしていますが、何でもローフードにしなければならないと言っているわけではありません。ローフードだけでいくのは大変ですね。「ローフードを増やしていく」という考えで良いと思います。

もう一つの「コ」の発酵食品は日本の食文化であり、日本食の優れた特徴でもあります。

日本食（和食）は、世界文化遺産に登録されました。栄養的に優れている点が評価されてのことですが、そこには発酵食品への評価も与《あずか》っていたのではないかと考えられます。

海外にもいろいろな発酵食品がありますが、日本のそれは頂点と言えるほど優れています。

その大きな違いは米麹で、米麹は海外ではなかなか育たないと言われています。

日本の発酵食品には、調味料（しょう油、味噌、酢など）、納豆、鰹節、漬物などがあります。

ただし、発酵食品と言ってもピンからキリまであります。

体に良い発酵食品は、本来の伝統的な製法で作られたものに限ります。麹菌ですら、遺伝子組み換えの影響を受けているものが一般的な時代だからです。日本酒も自家採取の麹菌を使って造られた本物のお酒があります（寺田本家のお酒はお勧めです。私も好きです）。

また、発酵食品と銘打っていても、ニセ物が少なくありません。たとえば、酢などは、半年から1年以上かけてじっくりと作るものです。安いものは、化学反応を応用して1日もかけずに作るものがあり、こうした酢は発酵食品ではありません。こんな酢に、健康効果を期待するのはとうてい不可能です。ただし、良い酢でも摂り過ぎはあまりお勧めできません。ここは注意が必要なポイントですね。

その他の重要な栄養素

その他の栄養素として、クエン酸やレシチン（大豆系リゾレシチン）も必要です。

体が酸性に傾くと、乳酸が溜まって体が硬くなります。そうした体には、クエン酸を1日15g摂ることです。

レシチンも必要です。レシチンは納豆、豆腐、味噌などに入っています。

毒は肝臓で処理されます。肝臓が弱ると処理残りの毒は皮膚の下に運ばれ、免疫システムで処理されます。処理しきれないと、かゆみや皮膚疾患として出てきます。

レシチンは**肝機能を強化**します。肝機能が強化されると毒は肝臓でスムーズに処理され、こうした心配がなくなります。さらに、**レシチンの効果には、脳に良いこと、ホルモン代謝機能を高めること、ストレスの防御・抑制などが挙げられます。**

レシチンはまた、副交感神経の神経伝達物質となるアセチルコリンの材料になります。

ボケ防止、アルツハイマー病の予防に効果があるほか、記憶力、集中力、判断力、洞察力も高めます。また、血圧やコレステロール抑制、精力剤的効果、高脂血症の薬としても認可されています。

コエンザイムQ10（補酵素）の摂取も効果があります。コエンザイムQ10はミトコンドリアのエネルギー産生に必要な酵素です。抗酸化作用もあり、結果として循環に寄与してくれます。

また、タンパク質の合成に必要な必須アミノ酸と、それらを助ける、いわゆる**糖鎖（糖質栄養素）**と言われるもの、サケの白子等から抽出される**DNA核酸**、酵母エキス等から取る**RNA核酸**も非常に重要な栄養素です。

果糖は良いが、砂糖は摂ってはいけない

果糖と砂糖については、前にも何度か触れましたね。**本来の果糖（果物の糖）は、以前は糖尿病の薬として使われていたことがあります。**

砂糖（ショ糖）は、グルコース（ブドウ糖）とフルクトース（果糖）が結びついています。人が十分な分解酵素を持っていない砂糖は毒になります。消化されず、毒として残ります。前にもお話したように、砂糖を分解するのは体内の寄生微生物です。分解したものは寄生微生物のエサになり、微生物がさらに増えるほか、分解時に毒が増えます。

特に、幼児・赤ちゃんには砂糖を食べさせないことです。**幼児・赤ちゃんは砂糖の分解酵素を持っていない**ため、さらに体に悪いものになります。

それ以外にも、砂糖にはいろいろと問題があります。まず、**筋肉をたるませ、特に女性は子宮が下がります。**股関節の血管を圧迫して血液の流れを悪くし、冷えの原因にもなります。

砂糖はまた、白血球（マクロファージ）がウイルスや細菌を食べる能力を大幅に低下させます。つまり、免疫力の基本が低下してしまうわけです。アメリカのロマリンダ大学のフォウスト博士の話（第3章）を思い出してください。免疫力が低下してしまうため、インフルエンザ

にかかりやすくなったり、真菌症やがんを発生させやすくなります。がんなど病気の方は絶対に摂ってはいけません。

放射性物質の排出を助け、命を守る食品を摂ろう

第3章で、放射性物質（毒）による内部被ばくを説明しました。ここで、放射性物質対策として有用と考えられる食をお話しします。

・塩（自然塩）……ミネラルが豊富で放射性物質を排出するほか、損傷した細胞の修復を支援する
・味噌やしょう油……放射性物質の排出を促進、放射線障害を予防する
・梅干や漬物
・玄米……健全な赤血球を作る。体細胞。雑穀もＯＫ
・海藻……ヨウ素やカリウムが豊富、血液を清浄化（アルカリ化）する
・野菜、イモ類、果実類……カリウムが豊富。りんごにはペクチンが豊富で、放射性セシウムの排出に有効

これらの有用性は、長崎原爆の後から言われてきたことです。

当時、長崎の聖フランシスコ病院に、秋月辰一郎という医師がいました。秋月医師は、被ばくした方を、脂肪や肉の多い洋風の食事をしていた人々と、玄米や自然塩、味噌、野菜といった伝統的な食事をしていた人たちとに分けて比較しています。その結果、前者は死亡していますが、同じ量の放射線を浴びても、後者はその被害をほとんど受けなかったのです。

特に、味噌の効果が言われます。味噌には、放射性物質の排出を促進し、発がん物質の発がん性を低めるとも言われているジピコリン酸が含まれています。味噌の酵母は粘膜細胞を修復し、うまみや色味成分のメラノイジンが活性酸素を消す働きもあります。

チェルノブイリ原発事故以来、北欧では放射線障害を予防する目的で味噌が使われています。砂糖の害は何回か指摘してきましたが、放射線の内部被ばくでも砂糖は禁物です。

砂糖は造血力、代謝力、免疫力、解毒力、排泄力などの生命力を阻害するからです。先に挙げたように、特に免疫力の低下が大問題ですが、血液の汚濁（酸性化）の原因にもなります。

放射性物質対策で注意しなければならない点があります。

「放射性物質から身を守るために、こうした食品を食べれば大丈夫」

福島第一原発事故以後、昔の情報を取り出してこう言う人がいます。しかし、それは少し違います。**体に悪いものがあふれていない時代であれば、これだけで放射性物質に対応できたか**

もしれません。ところが時代は激変し、原発事故以前から、現代人の体の中に溜まっている毒の量が違います。

生活環境の中の毒の量が違うのですね。そこに、放射性物質という新しい毒が加わった現実を忘れてはいけません。**体内の毒の総量が増えたのです。**

放射性物質を体に入れないこと、可能な限りの排出の努力をする。これももちろん重要ですが、その対策と並行して、3・11以降は、他の毒を体内に入れない他の方法（毒のコントロール）と免疫力を上げることも実行する必要があるのです。

原爆の経験やチェルノブイリの事例は、とても貴重なデータです。もっともっと参考にすべきですが、**〝現代の都市〟における被ばくという新しい事例**であるということも忘れてはいけないでしょう。福島は、放出された放射性物質の量もチェルノブイリを超えた上、その他の日常の毒がチェルノブイリより圧倒的に多いのです。今から25年後の日本が、事故から28年経ったチェルノブイリの今よりもさらにひどい状況にならないために……。

骨を丈夫にするために、日光に当たろう

骨粗しょう症、骨折、脚気、足に力が入らない、足のケイレンなどの病気が増えています。

これらはみな、カルシウム不足が原因です。「牛乳を飲まないから、カルシウムが不足しているのか？」と思われるかもしれませんが、原因は牛乳ではなく、野菜不足です。

また、カルシウムだけを摂っていても、カルシウム不足になります。

なぜなら、カルシウムの吸収には、マグネシウムとビタミンDが一緒に必要だからです。カルシウムだけの錠剤もありますが、こうしたものは無意味ということです。

ビタミンDは、別名を「サンシャイン・ビタミン」と言います。日光に当たると、皮膚内でコレステロールから合成されるからです。

南極のオゾンホールにより、地球に危ない紫外線（ＵＶＣ）が降り注いでいるという情報もあります。紫外線は皮膚がんの原因になるという話もあります。確かに、紫外線による日光角化症は皮膚がんになる可能性がありますが、**紫外線だけが皮膚がんの原因ではありません。ほとんどの場合、皮膚がんの原因は不明なのです。**

現代は、日本人の２人に１人ががんになる時代です。そんな時代なのに、**あなたの周囲で皮膚がんになったり、皮膚がんで亡くなったりした人はいるでしょうか？**

皮膚がんは非常にまれながんの部類に入ります。**現代人は喧伝される紫外線の害を気にしすぎ、日光に当たらなくなりすぎています。**地球上には紫外線が非常に強いところもありますが、日本ではまだ紫外線はそれほど怖がる状況ではありません。しかも、黄色人種は白人に比べ、ずっと皮膚がんにはなりにくい体質です。

現代人、特に女性はビタミンDが不足している人が多くいます。 20〜40代の女性15人の血液を調べてみると、15人中5人でビタミンDが不足していました。1000人以上の大規模な調査でも、**日本人女性の2人に1人はビタミンDが不足**していました。

理由として、日光に当たることを避けすぎることと、UVカット製品があふれている事実があると思われます。海水浴だけでなく、日常生活でも、女性はUV対策を行っています。UV商品と非UV商品がある場合、ほとんどの人はUV商品を選択します。「紫外線は怖い」という固定観念を刷り込まれているからです。

人にとって日光は大切なものです。もちろん日光に当たりすぎるのは、皮膚への影響だけでなく、活性酸素を生み出すなどの問題がありますが、当たらなさすぎのほうが問題が多いと考えます。骨が弱くなり、最初に挙げたようなさまざまなトラブルが発生することになります。

ビタミンD不足にならないために、1日最低10〜15分は日光浴をすることです。そうした習慣をつけるようにしてください。**顔のシミやソバカスが気になる人は、顔だけUVカットにして日光浴すれば良いでしょう**（ただし、UVカットは、紫外線吸収剤による製品はNG。紫外線散乱剤であれば体に安心です）。

食を補うために、健康食品の必要性も考える

本章では、栄養のコントロールについていろいろお話してきました。内容は多岐にわたりましたが、健康を守り、健康を回復するためにどれも大切なことです。

「いろいろな項目を実践してみたい。体に良いものを食べようとしても、日常生活では難しいこともある」

こうした声のあることも承知しています。現代人、特に都会生活者には次のような問題があります。

・メディア、コマーシャルの影響で欲深くなっている。この欲深さから暴飲暴食、嗜好品の増加、味覚の変調などが起きている
・野菜の栄養価、栄養素が激減している
・自分の生活圏内で、体に良い食材が手に入りにくい
・良いものはあるが、とても高価で日常のベースとしては難しい
・食以外からも、体に入る毒が多い（大気汚染、室内の空気汚染、医療、化粧品や日用品からの経皮毒）

その結果、健康的な生活を意識してもやり通せなかったり、諦めたり、開き直ったりします。行き着くところが、生活習慣病になるわけですね。

これまで私は、健康食品について、あまり必要性を感じていませんでした。それは、健康食品以前に、ほとんどの方が生活上の基本的な努力を行っていないからです。優先順位を間違えているからです。

しかし、現実を見ると、健康食品（サプリメント）は必要になってきています。特に都会生活者には、食を補うというだけでなく、幅広く健康を維持するために健康食品は必需品になっていると考えたほうが良いでしょう。

ただし、何が何でも健康食品は必要と言うつもりはありません。

ここまで紹介してきたように、本来の自然なシンプルな伝統食生活で健康の基本を整えることが重要です。現実を見た場合、それが難しいこともあります。そこを補うために、健康食品も考える時代になっているのです。

ただし、健康食品を摂り続けることには問題があります。日常の食事でも、バランスを崩した偏食は問題になります。成分が限定された健康食品は、偏食のようなものです。

たまたまその成分を必要とする体の部分がある人は、病気が治ったり、症状が良くなったりという結果が出るケースもあるでしょう。それはたまたまであって、体全体に効果のある成分などはあり得ません。

効果があった人でも、その成分がずっとその人に有効かと言うと、そうではありません。治った後も摂り続けると、逆に体のバランスを崩す原因になります。

また、特定の成分だけを摂取し続けると、体内でそれらを合成する能力が退化していくという事実もあります。

現実に目を向けると、健康食品は数万種類もあふれています。対症療法的なものも多くありますし、「有効成分が○○に効果が期待できる」といったものがほとんどです。

健康食品を選ぶことは難しい問題です。もし摂るのであれば、次のような条件を持つものがお勧めです。こうしたものであれば、長期的に摂り続けても大丈夫です。

・限りなく食品と言える自然に近いもの

・有効成分を抽出したものではない（有効成分を単一抽出したものはいずれ体のバランスを崩し、体も吸収しにくい）

・錠剤ではない（体が吸収できずに排出されるか、体に溜まって毒になる。カプセルはＯＫ。また最近、オリゴ技術を導入するなど、より吸収性を高めた錠剤の開発も進んでいますが、それはまだごく一部です）

・できれば液体状のもの（吸収率が高くなる）

・できるだけ加工工程の少ないもの
・偏りが少なく、いろいろな有効成分（栄養素）がバランス良く入っているもの
・ビタミンは必ずマルチビタミンで摂る（単体で摂りすぎると害のあるビタミンがあります。

また、たとえ「摂りすぎても害はない」と言われるビタミンCでも単体はいけません。体のビタミンに対する特性として、体から余って出ていく時も、「バランスよく出ていく」からです。無害のビタミンCを摂りすぎると、体から出る時、他のビタミンを引き連れてバランスよく出ていってしまうので、他のビタミン不足を招いてしまうからです）

そして、**次の三つのコンセプト・理念を備えている会社の製品を選んでください。**

①解毒がしっかりできる製品群を持つ（体に毒が溜まったままでは、健康食品も効きづらい）

②体のバランスを整える製品群を持つ（ホルモン、ＰＨ、酸・アルカリ度、自律神経のバランスなどが整う）

③細胞に必要なさまざまな栄養素を網羅している

この三つのコンセプトはなぜ大切なのでしょうか？

体に必要な栄養素を入れるだけでは、目的は達せられません。栄養素を受け取れる體づくり、そうした体を整えることができる健康食品群であることが重要だからです。

ほとんどの健康食品メーカーは、解毒と体のバランスについての配慮がありません。ひたす

ら、栄養素だけに絞り込んでいます。そうした健康食品は、含まれている栄養素のほとんどは吸収できません（特に便秘の方は）。高いお金を払ってそうした健康食品を摂っても、意味はありません。その話をすると、よく質問されます。

「そんな健康食品群は聞いたことがない。そんな理想的な健康食品を作っている会社があるのでしょうか？」

まず、単体でそのコンセプトに最も近いと思われるものを一つだけ挙げるとすると、単体で２７５種もの栄養成分が含まれるノニジュース（ただし、タヒチ産で、粉末化→還元などの加工プロセスのない自然なもの）です。

それでもやはり理想は、その三つのコンセプトで世界中の有効な果物や野菜、薬草を集め、選び抜き、組み合わせた製品群をそろえられることです。それには世界各国で伝統的に経験してきた人類の知恵を活かすことです。

今の三つのコンセプトについて深く考え、研究し、製品群を開発している素晴らしい会社もちゃんと世の中にはあります。ただ、大宣伝を打ったり、メディアに取り上げられないだけの話なのです。

意外な健康法があった、それは尿療法

尿療法は古代から行われてきたもので、飲むだけではありません。湿布、うがい、目や耳に注すなど、さまざまな使われ方があります。根本原理はまだ科学的に解明されていませんが、尿は、体の隅々まで酸素、栄養、ホルモン、抗体等を供給している血液の分身です。

尿には体の情報（どこが具合が悪いか等）がコピーされていて、それを飲むことで口腔や咽喉部のセンサーがキャッチし、「自分で自分を改善し、正常にもどそうとする生命力を高める効果」があると言われています（細胞や組織の活性化、免疫機能や多くの活性酵素、ホルモンの分泌をうながす。そして、相互に作用し合って心身の健康を保つ）。

尿療法に期待できる具体的効果は、次のようになっています。

さまざまな病気の治療、若返り、性的能力の復活、血行が良くなる、便通が良くなる、肌がツヤツヤしてくる、腸内細菌の栄養源となる。また、細菌性の病気を持っている場合、尿がその情報をキャッチし、飲むことでその部分を治すように体に伝えることができる。

「でも、尿は汚いものでしょ。それを飲んだりするのは……」

こう思われている方も多いかもしれませんが、それは誤解と思い込みの産物です。

・尿は血液の一部であって、汚物ではない
・尿はまったく無菌で、無害である
・誰でも、母親の子宮内で自分の尿を飲んでいた
・尿には人体に有用な多種の物質が含まれており、一部は医薬品などに使われている

（『尿療法でなぜ病気がどんどん治るのか――ただの風邪から末期ガンまで難病に驚異的効果の秘密』　中尾良一著　ロングセラーズより抜粋）

あまり考えたことはないでしょうが、これが尿の本当の実体なのですね。

そこで、尿の飲み方ですが、朝一番の尿が特に良いとされています（成長ホルモンが多く含まれている等）。

まず出し始めを少し避け、中ほどの尿をコップに受けてそのまま、または少し水で薄めて飲みます。できれば紙コップではなく、専用のガラスや陶器のコップを用意しましょう。量は、症状によって調整してください。ＬＥＴ（Ｏリング）テストができる方は、それで自分の適量を見つけましょう。

尿療法を行うと、細胞が活発に働くようになります。ただし、そのことで体内の悪い毒素を排除しようとして、さまざまな症状が出る場合があります。たとえば、体のあちこちが痛む、

下痢をする、体がだるい、体が痒くなる、熱をともなった湿疹が出る、吐き気、食欲減退、頭痛等の症状です。通常は1日、あるいは4～5日で終わりますが、1～3ヵ月続くケースもあるようです。

いずれにせよ、自分の尿が体に害を及ぼすことはないので、「悪い要素を断ち切る」ための一時的な反応（好転反応）と思って歓迎すべきものです。ただ、あまり好転反応がきつい場合、飲む量を少なくするとか水で薄める、なめる程度にするなど、いったん間を置く工夫をしてください。

第6章

C（circulation＝循環）をコントロールする

PENCコントロール®

体の隅々まで血液を流す力はどこから生まれる？

この章では、C（circulation ＝循環）のコントロールについてお話します。**現代社会で、最も阻害されているのが体液循環**です。体液循環と言うとマッサージなどに目がいきがちですが、**循環のコントロールは「血液・リンパ液の循環の促進」で、キーは「氣」の正常な流れ**です。

「多細胞生物の排毒では、体液のスムーズな流れ（循環）が大切になる」

覚えているでしょうか、第3章の毒のコントロールでこう述べました。循環は、他の三つの項目であるP、E、Nが良くなることで結果的に良くなります。

しかし、循環を良くする単独の方法があります。それが氣の流れで、氣の流れが整わない限り、循環（体液の流れ）が良くなることはありません。

人は、体の隅々まで血液が流れています。では、どんな力がこれを可能にしているのでしょうか？　諸説ありますが、**人一人の体の血管をすべて1本につなげると何と地球2周半**になります。それほどの長い距離を、心臓のポンプ作用だけで血液が流れていくものでしょうか？

人の體には約5ℓの血液があり、50秒で体内を一巡（激しい運動時は、20ℓが12～13秒で一巡）します。常識では、心臓のポンプ作用だけでは（足の筋力のポンプ作用を加味したとしても）可能とは考えられません。**そこを説明する理論が、「超流動（≒超伝導＝抵抗値がゼロ）」**なのです。

細胞には、それぞれ振動位相があります。その**振動位相が同調していれば、細胞の間を流れる体液の抵抗値がゼロになります。**ただし、振動位相を同調させるための信号が必要です。それが**「氣」**になります。

氣の流れを順調にし、細胞の振動位相がそろえば超流動が成立し、ロスが最小になります。**超流動が起きると体液は体をうまく流れ、神経伝達もスムーズにいく**のですね。

一見すると奇跡のようにも思えますが、体はそれをごく普通の営みとして行っています。しかし、その営みを阻害する要因があります。それは体に溜まった邪気です。

超流動をうまくコントロールするためには、次の2点が重要になります。

①電磁波その他、体にさまざまなストレスを与えることで体に邪気を溜めないこと
②チャクラの活性度が高い（回転スピードが速い）こと

マッサージなどで血液やリンパの流れを良くすることは、対症療法です。しかし、これらを否定しているのではありません。効果がまったくないというわけではありませんし、気持ちが良いということも大切なことです（それと、氣の流れにまで影響を与えるような高度なマッサ

ージを行える施術者もいます）。ただし、流れが悪くなっている根本原因を取り除かず、その結果として生じるコリや硬くなった組織を力でほぐしても根本的治療にはなりません。一時的な効果はあっても、すぐにもどってしまうからです。

循環を良くする根本療法は、邪気を抜いて気の流れを正常にすることです。そのうえでマッサージを施せば、結果は倍増します。

私の健康サロン（セルフアップ）には、慢性のひどい肩こりの方も来ます。マッサージも補助的に多少は行いますが、体の邪気を取り除くことで慢性の肩こりが改善しています。根本原因を解消するから、肩こりがきれいに消えるし、肩こりしにくい體となるのです。

循環を良くすれば、冷え症は改善できる。その方法とは？

女性は、冷え症で悩んでいる方が少なくありません。あなたはどうでしょうか？

「冷え症は、循環を良くすれば改善できる」

確かに、循環を良くすれば冷え症は改善できます。だから、夏でもソックスを重ねてはいて寝たりするわけですが、あまり効果はないはずです。

なぜなら、それは循環を改善する根本的な方法ではないからです。

冷え症の解決には、まず解毒（毒のコントロール）が重要です。

体の悪い部分というのは組織が硬く、血液が流れにくくなっています。そうした状態で体に良いもの（栄養素）を取り込んでも、あまり効果がありません。流れの悪いところより、**栄養素は周りの血液の流れの良いところを選んでバイパス（回り道）して通ってしまう**からです。

「冷え症の解消に良いというサプリメントを摂っていますが、効果がありません」

こんなことを言う人もいますが、サプリメントでも同じです。基本的には流れの良いところには届きますが、悪いところには届かないからです。いくらサプリメントを摂っても、期待する効果は得られません。

冷え症の解決には、エネルギーも重要です。エネルギーが不足すると、体は、必要なところ（内臓など）に血液がいくようにします。その結果、手足の末端の血流を少なくするようにコントロールしてしまいます。これも、冷え症の本質の一つです。

逆のこともあります。遠赤外線などを当てると血流が体の表面に寄ってしまい、内臓にはむしろ逆効果になります。血液の偏りが変わるだけです。このように、体の中心部の血液を抜かれる現象を「スティール現象」と呼びます。

冷え症を解決するには、確かに循環を良くすることが必要です。

そのためには、毒とエネルギーのコントロール（エネルギーを高めること）を実行することです。結局、ＰＥＮＣコントロール全体が必要になります。そのトータルの結果として、冷え症は改善されるのです。

チャクラの活性を高め、氣の流れを良くしよう

氣にもいろいろな流れがあり、氣の出入り口が「チャクラ」と言われています。ヨガやアーユルヴェーダを実践している方はおなじみでしょうが、チャクラとはサンスクリット語で「車輪、円」という意味です。ここまでにもチャクラに触れたところがありましたが、チャクラを活性化すれば氣の流れが良くなり、循環を良くすることにつながります。

チャクラは七つあるとされ、下のほうから順に紹介します。

①第1のチャクラ……ムーラダーラ・チャクラ（いわゆるルート・チャクラ）

位置は脊髄の下のほう（尾骨）のところで、ツボで言えば〝会陰《えいん》〟（肛門と性器の中間）のところになります。このチャクラは、感情的、精神的な健康の基盤です。そのエネルギーは時空間において案内役となり、五感とのつながりを確立してくれます。

②第2のチャクラ……スワディシュターナ・チャクラ

位置は、下腹部からへそにかけての部分です。体との氣的なつながりは性器、大腸、脊椎の

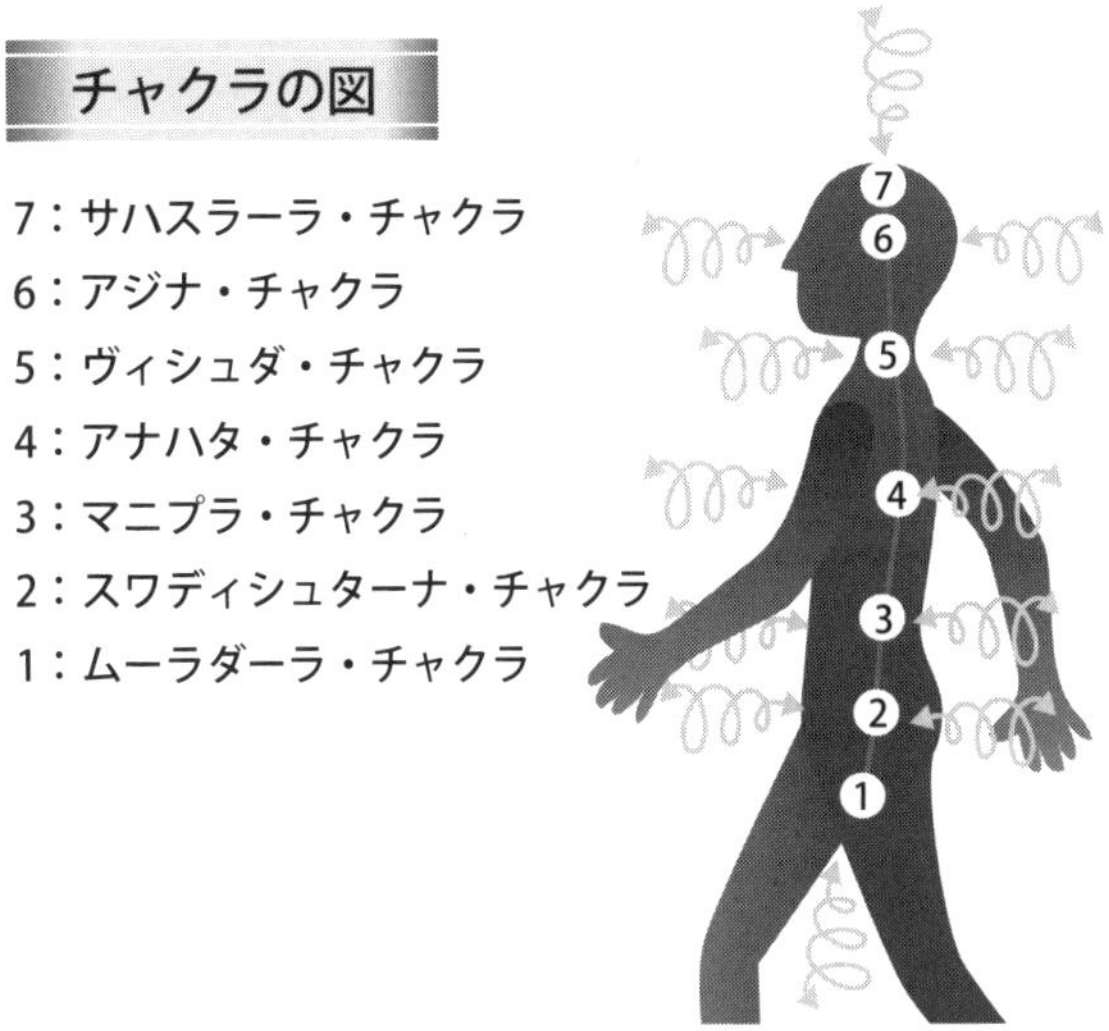

下のほう、骨盤、お尻、盲腸、膀胱等になります。

このチャクラは人と関係を持つ必要性、それに物理的な環境をある程度コントロールする必要性と関係しています。

③第3のチャクラ……マニプラ・チャクラ

位置はみぞおちの部分で、体との氣的なつながりは胃、すい臓、副腎、小腸、胆のう、肝臓、みぞおちの後の脊椎の真ん中の部分になります。

このチャクラは個人としての内面の力の中心で、人格と自我の核になります。

④第4のチャクラ……アナハタ・チャクラ（いわゆるハート・チャクラ）

位置は胸の中心部です。体との氣的なつながりは心臓、循環器系、肋骨、乳房、胸腺、肺、肩、腕、手、横隔膜等になります。人生の質は、知性よりも感情のほうが大きく左右します。このチャクラは、感情面での成長をうながします。

⑤第5のチャクラ……ヴィシュダ・チャクラ

位置は喉で、体との氣的なつながりは喉、甲状腺、気管、食道、視床下部、首の骨、口、顎、歯等になります。ものごとを選択していくなかで、さまざまな感情面や知的な面で葛藤が起きます。このチャクラはその葛藤と関連し、すべての病気はこの第5チャクラと何らかのつながりを持ちます。

⑥第6のチャクラ……アジナ・チャクラ

位置は額の中心で、いわゆる「第3の目」とされるものです。体との氣的なつながりは脳、神経系、脳下垂体、松果体、目、鼻、耳等です。このチャクラは、知性や心理的な性格とのつながりの役割をします。また、叡智へと導く学びが生まれるきっかけを作ります。

⑦第7のチャクラ……サハスラーラ・チャクラ

位置は頭頂部で、人の生命力が体に入ってくるポイントです。

霊性とつながるチャクラで、献身、ひらめきや予言にかかわる思考、超越的な考え、また神秘的なつながり等を生み出す氣が含まれています。祈りや瞑想で生み出される氣が蓄積される場所でもあります。

チャクラの活性度を知るものとして、水晶のペンデュラムがあります。ペンデュラムをチャクラにかざすと、チャクラの回転を目で見ることができます。ペンデュラムが右回りするとエネルギーが入っていき、左回りになると出ていくことを示します。回転が速いほど、チャクラは活性化しています。現代人はチャクラの活性度が落ちている方が多いので、最初はあまり回りませんが、チャクラを活性化するとペンデュラムが良く回るようになります。セルフアップでは、チャクラを活性化する施療（チャクラコーディネート）も行っています。

入浴、腹式呼吸も副交感神経を優位にし、循環を良くする

骨格筋が緊張していると、良い睡眠が得られません。それは、脳が休めないからです。体をリラックスさせるために、副交感神経を優位にすることです。

副交感神経を優位にし、循環を良くするためには入浴も効果的です。

風呂は20分以上入ることが重要で、カラスの行水やシャワーはもちろん、15分でも駄目です。20分以上継続することにより、体は変化を起こすようにできているからです。

通常、熱くした風呂に、肩まで浸かって20分は入れません。20分以上入るために、夏は39℃、冬は40℃くらいの温度にすることも工夫の一つですし、半身浴も良いでしょう。

「とにかく20分以上入るためには、どうしたら良いか？」それぞれ自分の方法を考えてみまし

ょう。風呂で音楽を聴けるようにする、本を読む、足裏やふくらはぎを指圧するなど、工夫の余地はあると思います。**風呂に20分以上入ると、体から毒が出始めます。**ここでは、一般的な入浴の効果を挙げておきます。

・末梢血管やリンパ管を刺激し、血液循環が良くなる

・温熱作用により、血液循環と新陳代謝が活発化する……高温浴（42℃以上）は交感神経を刺激し、血管が収縮する。微温浴（37～39℃）は副交感神経が優位になり、リラックス効果を得ること以外にさまざまな効果がある

・マイナスイオン効果……水は、気化する時にマイナスイオン効果を作る。肌や口からマイナスイオンを取り込むことにより、体内の酸化を還元したり、さまざまな効果を得られる

入浴以外に、腹式呼吸も副交感神経を優位にし、循環を良くします。肝臓は、血液が運ばれれば修復されます。

血液の循環では、血液の粘性を高くしないことも大切です。繰り返しになりますが、そのために砂糖は摂らない、陸上動物の脂肪を極力減らすことも大切ですね。

リンパの流れも考えましょう。リンパというのは、外からの力で流れるものではありません。リンパは骨格筋の動きによって流れます。首、腕、足の付け根や脊椎をよく動かすと筋肉も柔らかくなり、リンパの循環が良くなります。

要するに、体全体の組織が硬いとリンパはうまく流れません。ある方が、**「健康とは體が柔らかいこと」**と言っていましたが、その通りです。

その他、体の表面が冷えると循環が悪くなります。手首や足首までは衣服で覆うこと、**特に若い人はお腹を出さないこと**も大切です。

太陽を直視し、セロトニンの代謝を促進させよう

循環のコントロールでは、セロトニンというホルモンも忘れてはいけません。

セロトニンはメラトニンに変わりますが、メラトニンは副交感神経を優位にします。睡眠に深いかかわりを持つホルモンで、良質の睡眠には欠かせません。

悪い睡眠や睡眠不足になると、やる気がなくなったり、元気がなくなったりします。これはまさに氣の流れが悪くなった状態で、循環がうまく行われなくなった状態です。睡眠不足になると、脳細胞の修復もうまくできなくなります。

また、セロトニン不足は精神状態を不安定にし、うつ病や自殺の原因にもなります。

セロトニン神経は、集中を継続すると機能が低下します。**特に、成長期の子どもにTVゲームなどを20分以上連続させるのは、脳の一部の機能低下が起こります。これを「ゲーム脳」と**

言います。また、呼吸を止めると、セロトニンの分泌が下がります。

1日に10分間、2000ルクス以上の光（紫外線のUVA）を見ると、セロトニンの代謝が促進します。日の出から午前8時くらいまでの太陽を直視すると良いでしょう。あまり太陽が昇り過ぎるとまぶし過ぎて、直視できません。このことは秘伝なのでほとんど知られていませんが、**眼が良くなり、脳細胞が活性化されます。**ただし、眼鏡やコンタクトレンズにUVカットがほどこされていれば効果は期待できません。

リズミカルな運動を1日20分ほど行うことも、セロトニン神経の活性化効果があります。20分という単位は、體にとってキーとなる長さです。體に良いことは、20分以上継続することが大事で、体に悪いことは20分未満にすることが大切です。

また、医学博士の藤田紘一郎先生は、腸内環境を整えることで、セロトニンやドーパミンなどの幸せ物質の前駆体を脳に送ることができると言っています。

セックスと健康について

人としてこの三次元の世に生まれた大きな目的の一つは、五感で「感じる」ことを楽しむこと、快感（幸福）を味わうことと言えます。そのうちの重要な一つが、セックスだと思います。

セックスと健康について、アメリカの美人女流作家で栄養学者でもあるノーラ・ハイデンは、著書『Energy』の中で、「セックスは心臓と生命を長持ちさせる」という本を引用し、「セックスの重要性」を10項目で説明しています。

①セックスは、ホルモンのバランスを調整し、動脈の活性化を促進する
②セックスは、女性にとって老化現象の進行を防ぎ、若さを保つのに役立っている
③セックスは、愛と共に、人生に夢と希望、生きがいをもたらしてくれる
④セックスは、夫婦生活を楽しく、潤いのあるものにしてくれる。中年になって独身生活を送っている男性の50％は心臓麻痺になっていることを銘記すべきである
⑤セックスは、男性が年を取ってからの不整脈や、インポテンスを防ぐのに役立っている
⑥セックスは、フラストレーションによる食べ過ぎ、酒やタバコの飲み過ぎを抑制してくれる
⑦セックスは、コレステロールのレベルを下げるのに役立っている
⑧セックスは、性格を温和にし、落ち込んだり、孤独にならず、やる気をもたらしてくれる
⑨セックスは、心と体の柔軟体操として大いに役立つ
⑩セックスは、最も経済的にストレスを解消する唯一の方法である

では、セックスの快感はどこで感じているのでしょうか？

ペニスやバギナではありません。それらに対する刺激によって分泌されるドーパミン（脳内

麻薬のようなもの）が脳神経細胞によってキャッチされ、性的な恍惚や陶酔がもたらされます。その快感は、ドーパミンの量に比例すると言われています。**ドーパミンの量は、当然、深い愛情や質の高いセックスによって増しますが、**もともとホルモンの一種であるため、**ビタミンやミネラル（亜鉛やセレニウム等）の摂取によっても影響を受けます。**特に、大豆から抽出されたリン脂質は、欧米では昔からセックスの補助剤として扱われてきたそうです。栄養をバランス良く摂ることにより、深い愛と質の高いセックスが後押しされ、より快感が高まります。そしてセックスにより、より健康になっていく。セックスもさらに強くなる。こんな素晴らしい好循環はないのではないでしょうか？　バイアグラのようなものも、状況によっては必要なケースもあるでしょうが、副作用のある危険な対症療法です。本来は栄養のバランスを取って自然治癒力を高め、徐々に体を強くしていくことが理想的だと思います。

亜鉛が多く含まれる食品にカキ等の貝類、無精製の穀物、小麦胚芽、カボチャの種などがあります。**逆に、ファストフード等パッケージされた食品は亜鉛を排除してあるため、亜鉛不足でインポテンスが増えています。**その他、亜鉛やリン脂質を豊富に含むものとして、卵、ピーナッツ、ごま、赤マムシ、ウナギ、小魚、動物の睾丸等があります。

いずれも自然のものは1か月以上しっかり摂り続けて効果が見えるものですが、長期で精力剤的な効果を期待できるものに、レゾレシチンや亜鉛、コンドロイチン等を含むものがあります。たとえば納豆、オクラ、ヤマイモ、キノコ、コンブ、なめこ、フカヒレ、トリガラ、クジラ、ドジョウ、スッポン、魚の煮こごり、魚目、金目鯛等があります。

さらに、**エネルギー（正氣、陰と陽の均衡）の視点から見ると、人のエネルギーの本質を高めるための行為としてもとても重要**です（中国では、セックスを治療としても用いた歴史がある）。**男性（陽エネルギー）と女性（陰エネルギー）の交換（循環）**、エネルギーの保持。さらには、正しい修行によって高次元へ覚醒させる方法としても用いられてきています。

それは、単なる愛とか快楽を追求したものではない別の次元の話になります。興味のある方は『タオ性科学男性編』『タオ性科学女性編』（謝明徳＝マンタク・チャ原著、エンタプライズ社）を参考にされると良いでしょう。

ただし、いずれにおいても欲に溺れてしまうと身を滅ぼします。特に**男性は、射精によって陽氣のエネルギーを激しく消耗する**ので、気をつけなければなりません。体に正氣・陽氣を溜め、氣のエネルギーを高める**修行においては、禁欲（セックス、射精）が条件**なのはそのためです。

100のチェック項目の質問にもありますので、「適度な頻度」について気功（エネルギー）の視点から目安を示しておきます。20代は週に2回、30代は10日に2回、40代は月2回、50代は月1回、60～70代は50～60日に1回です。

一つ危惧することは、現代日本の若者がセックスレスになっていることです。世も末です。日本の将来が心配です。毒に侵され、身体的な衰えが起きていること、生命力が低下していること、精神も含めた健康面で問題がある証拠です。この問題を放置しているのはやはり、人口削減に役立っているということなのでしょうか……。

章の最後に、もう一つ掘り下げた話をしましょう。

「自分」とは、もともと一つであった〝自ら〟を〝分〟けた片割れのことを指します。その片割れの一つである「男」と、もう一つの片割れである「女」が、再びセット（鏡の関係）になってはじめて本当の自分を知ることができる（逆に言うと、自らの本当の姿を知るために男女に分けられ、互いを鏡として見させられた）と、ロスコ（ＲＯＳＳＣＯ）氏から教わりました（ＭＩＲＯＳＳ理論）。その男女の本当の意味、人生の深い学びの関係へ歩み出す第一歩、入口という意味でも、恋愛、そしてセックスは重要だと言えるでしょう。

第7章

「毒をも楽しめる體」を作る１００の秘訣

今の自分の「生活習慣健康指数」を知ろう

この最終章は、どうすれば生活習慣を改善できるかの具体的な実践方法です。

この章までに述べたことをすべて守る。そうしていただければ健康への道は歩めるようになり、ピン・シャン・コロリで次へと飛び立てます。

しかし、「あれもダメ、これもダメ。これもやらねばならない」と、生活すべてを変えることは非常に難しいものです。ストレスから、がんになってしまいますよね。

だからと言って、無理だと諦めてしまっては、統計から言っても老衰で卒業するのは大変難しくなります。おそらく、現代において普通に生活を送っていて、老衰で卒業できる方は統計上40人に1人くらいでしょう。

人は、それぞれ自然治癒力の器の大きさが違います。

大切なことは、自身の自然治癒力の器の大きさを認識することです。そして、**許容範囲内でコントロールして生活することが重要で、そうしたライフスタイルが習慣になれば良い**わけです。それが、**「毒をも楽しめる體」**になります。

その許容範囲を知るのは、今までの自分の経験と、これから磨いていく「感覚」です。

体がピュアになっていけば、その感覚は真実を感じ取れるようになり、自身の体に良い行動を選択できるようになります。

逆に、体のバランスが崩れている状態で、体の感覚、体が欲する嗜好を信じて行動してしまうと、体には余計に毒が溜まり、さらにバランスを崩すことにつながります。

「生活の中で、何がどれだけ体に良いのか悪いのかは分からない」

現実的には、こう思われるでしょうね。結果、この毒のあふれた生活環境の中で、どのように、どこまでコントロールしてよいのか分からないと思います。

そこで、私が作ったモノサシが役立ちます。

それを**「生活習慣健康指数」**と名づけました。これは、**「生活の一つひとつの行動が体に良いのか悪いのか？　それがどのくらいの影響度なのか？」**を知るツールです。現在の體の健康の度合いを知るものではありません。

今のあなたの生活習慣が、トータルとして自然治癒力をサポートしているのか？　逆に、ますます低下させてしまっているのか？　簡単に言うと**「健康に向かっている」のか？　「病気に向かっている」のか？**　全体をチェックすることで、この大切なことが分かります。

前者なら健康を維持し、また現在病気でも、いずれ体調は良くなります。後者なら、いずれ病気になってもそれは自分の責任だと知ることができます。**どちらへ向かってどのくらいのス**

ピードで歩んでいるのかを知るためのツールです。

まず今日まで長年溜めてきた毒を出し切り、自然治癒力を発揮できる状態に持っていく。そして、体の感覚を元にもどす。その体質改善（本来の姿にもどす）のために、ある程度の時間は必要です。

経験的に言うと、個人差はありますが、半年から1年間はある程度頑張って生活習慣を変えていく努力が必要になります。その期間を頑張れば「毒をも楽しめる體」を手に入れられます。

世界初の100項目チェックで、あなたの「生活習慣健康指数」が分かる

私の健康サロン（セルフアップ）に来ていただいた方へは、初診のカウンセリングで改善ポイントをアドバイスします。

「今のあなたの体の問題に対し、まずはこれとこれを改善する努力をしてみてください」

こんな感じのアドバイスになりますが、この本を参考に改善したいと思う方はそうはいきません。そこで、ご自分で見当をつけてもらえるようにチェック表を作りました。

最初に行うことは、次に挙げる生活習慣100をチェックすることです。

この100項目のチェックは私が独自に開発したもので、世界初のものです。ちょっと頑張

って、約1時間集中して行ってください。

チェックすれば、病気と健康を左右する以下のすべての要因の中で、現状の自分のレベルが見えてくるはずです。まず、１００のチェックで自己評価してください。

設問によって数値は異なりますが、各設問について自分のスコアを書いていってください。この各数値に、科学的根拠はありません。個人差があることも承知していますが、私のこれまでの知識と経験から感覚で設定しています。

「はじめに」で、このチェックを最初に行うことも一つの方法と述べました。

本文を読まずにこのチェックを最初に行う方には、先入観はないと思います。「どちらが体に良いことか？」などと考えず、自分の生活をありのままに振り返ってチェックしてください。

ここまでの章を読んでからチェックする方の場合、本の内容を一時的に忘れてください。自分の生活を客観的に振り返り、チェックしてください。

チェックにウソやごまかしが入ると、自己評価の意味は失われます。改善すべき生活習慣もつかめません。頭で考えず、即答してください。

では、早速チェックしてみましょう。

100の自己チェック表

【情報・病気について】

1　**ＴＶ、新聞、雑誌などの情報を信じることが多い。「振り回されてしまっている」と感じる**
まったく影響されない（０）、少し影響される（－１）、影響を感じる（－２）

2　**医者にかかる頻度**
緊急時以外は医者にはいかない（０）、何かあったらすぐ医者にいく（－１）、実際に、よく医者にいく（－３）

3　**病気という体の仕事の邪魔をするのではなく、助けることの大切さをしっかり認識して行動している**
行動している（１）、行動していない（－１）

4　**「体の中の１００人の名医（自然治癒力）」を尊重し、それを助けているのか・邪魔をしているのかを意識し、日ごろからそれにしたがった行動をしている**
はい（１）、いいえ（－１）

5　**体の自然な感覚を大事にせず、自分に無理をすることをしてしまっている。無理がきくと思っている**
いいえ（１）、はい（－１）

6　**「体は温めて治す。風邪の熱も下げてはいけない」と理解し、そのように行動している**
はい（１）、いいえ（－１）

7　**「がんは叩くのではなく、がんを生み出した体内環境を、がんを作る必要がなくなるよう改善すること」と理解し、行動できる**
はい（１）、いいえ（－１）、現在がんでそのような認識がない（－20）、抗がん剤を打っている（－40）

【毒のコントロール】

8　**基本である「体に毒を入れない。体にすでに溜まった毒を解毒する」を理解し、そのように行動している**
はい（１）、いいえ（－１）

9　**合成界面活性剤（化粧品、シャンプー、洗剤など）の入ったものを肌に触れさせない**
はい（０）、意識はしているが、多少は使っている（－１）、まったく意識していない（－２）

１０　**「歯磨きをし過ぎない。合成界面活性剤はもちろんダメ。善玉菌を育て、口内を殺菌してはいけない」と理解し、行動している**
はい（０）、合成界面活性剤でない方法で殺菌（－１）、１日２回以上市販の歯磨

き剤で磨く（－２）

１１　市販の生理用ナプキン、タンポンは使わない。布ナプキンは天日干し、使い捨てナプキンは安全なものを使う（女性のみ）

はい（０）、布ナプキンと併用（－１）、市販の使い捨てを使用している（－３）

１２　子宮頸がんワクチンは打たない（女性のみ）

打たない（０）、一度打った（－１）、複数回打った（－３）

１３　睡眠中も含め、口呼吸をしていない。口は、基本的に常に閉じている

はい（０）、睡眠中のみ口が開いている（－３）、日常的に口が開いていることが多い（－５）

１４　新建材など、室内の環境ホルモン発生源がなく、合成香料、芳香剤、除菌、抗菌グッズは使わない

はい（０）、なるべく使わない（－１）、使っている（－３）

１５　環境ホルモンが染み出て、体内に取り込んでしまう恐れのある容器を避ける。缶・ペットボトルを温めない

はい（０）、意識していない・避けられていない（－１）

１６　お腹を冷やさず、温める。冷たい飲み物やアイスを避け、常温よりも温かいものを飲む

はい（０）、ときどき冷たいものを摂る（－１）、冷たいものが好き（－３）

１７　果物に含まれる果糖以外、砂糖類をできるだけ摂らない

はい（０）、甘いものを時々食べる（－１）、毎日甘いもの、または清涼飲料水を飲む（－２）、清涼飲料水・缶コーヒー・スポーツドリンクを毎日２本は飲む（－４）

１８　糖より怖い人工甘味料、高果糖コーンシロップ（ＨＦＣＳ、表示は「果糖ブドウ糖液糖」）を摂らない

はい（０）、少し意識して避けている（－１）、意識していない（－２）

１９　肉（陸上動物）を食べない

基本的に食べない（０）、魚は食べるが肉は食べない（－１）、週に４回以上食べる（－３）、毎日食べる（－５）

２０　野菜中心（ベジタリアンに近い食事）の食習慣。野菜、穀物、海藻類などが中心の食事

はい（０）、いいえ（－１）

２１　牛乳、その他の乳製品はできるだけ摂らない

摂らない（０）、時々は摂る（－１）、毎日摂る（－２）

２２　お酒を飲み過ぎない。飲むなら、醸造アルコールではない本物の麹で発酵させたお酒を飲む

本物の酒を１合飲む（１）、飲まない（０）、ほぼ毎日飲む（－２）、毎日酔うまで飲む（－５）

２３　タバコは吸わない。どうしても吸うなら、吸う本数を減らし、無農薬のタバコを吸う

吸わない（０）、１日数本程度吸う。または自分は吸わないが、周りで吸っている（－１）、毎日10本以上吸う（－２）、毎日20本以上吸う（－５）

２４　さまざまな痛み止め、抗炎症剤等、薬をできるだけ摂らない

ほとんど摂らない（0）、何かあったら摂る（−2）、ほぼ毎日摂る（−5）、毎日7種類以上摂る（−7）、毎日13種類以上摂る（−13）

25 ハンバーガーなど、ファストフードを食べない

食べない（0）、ときどき食べる（−1）、よく食べる（−2）

26 マーガリン、ショートニングなど、成分表を確認してトランス脂肪酸が含まれている食品を食べない

食べない（0）、ときどき食べる（−1）、よく食べる、または意識していない（−2）

27 レントゲン、CTスキャン、MRIは本当に必要な場合以外は受けない。「念のため」と言われたらNOと言う

受けることがほとんどない、または、医者に言われても断る（0）、年に一回くらい受ける（−2）、CTを年に複数回受けたことがある（−5）

28 マンモグラフィ検査（乳房X線検査）も本当に必要な場合のみ。定期検査は慎重に、他の方法で検査する（女性のみ）

拒否している（0）、言われたまま受ける（−2）、毎年受ける（−3）

29 放射性物質を空気、水、食物から取り込まないよう対策を考慮した生活環境を築く

はい（0）、意識していない（−2）、被ばく地域産の農作物を支援目的で積極的に食べる（−10）

30 放射能対策に必要な栄養素が、体で不足しないように気をつける（ヨウ素、カリウム、カルシウムなど）

はい（1）、意識していない（−1）

31 放射能の空間線量の多いところには住まない。空気、水、食物で、合計1mSv（ウクライナで移住の権利区域）を基本的に超えない（関東および福島隣接県は通常、合計で1mSvは超えているので「いいえ」を）

はい（0）、いいえ（−3）、年間被ばく量5mSv以上（ウクライナで移住の義務区域）の地域に住む（−20）、10 mSv以上（ウクライナで強制避難区域）の地域に住む（−40）

32 免疫力が上がって出る症状を病気の悪化なのか、体が良くなる過程で起きる「好転反応」なのか違いを見きわめ、慌てて薬など対症療法を行わない

症状に慌てず我慢し、経過観察する（0）、薬で症状を抑える（−2）

33 水道水をそのまま飲まない。料理にも使わない

必ずフィルターを通す（0）、直接は飲まないが、料理には使う（−1）、日常的に飲み、料理に使っている（−3）

34 食品添加物を極力体に入れない（インスタントラーメン、お菓子、コンビニ製品など）

基本的に食べない（0）、たまには食べる（−1）、避けられていない（−2）

35 農薬、化学肥料を使った農作物を食べない

基本的に食べない（0）、一部安全なものを選んでいる（−1）、避けられていない（−2）

【エネルギーのコントロール】

36　体の限られたエネルギーの優先順位を知り、意識した生活リズムを作っている
はい（0）、いいえ（－１）

37　朝食は食べない。食べるとしたら、選択は一つ（フルーツ）
はい（0）、軽めの朝食（－１）、普通に食べる（－２）

38　食べ過ぎは短命。食べ過ぎた分はすべて毒と思ったほうが良い。腹七分の実践
腹五分または１日１食半まで（３）、腹七分、または一日２食（0）、３食きっちり（－２）、いつも腹十二分（－５）

39　１日30品目にこだわらず、栄養素の種類が多いものを少量摂るように心がける。たとえば、玄米など
はい（1）、いいえ（－１）

40　化学肥料の使用やハウスものなど、栄養素の種類や量が少ない食材ではなく、本物の作物を食べる
はい（1）、意識はしているし、食べることもある（0）、いいえ（－１）

41　解毒、免疫力向上、長寿その他多くの効能のある「断食」を行う
定期的に行う（３）、プチ断食も含め、ときどき行う（1）、まったく行わない（0）

42　消化効率の良いものをできるだけ食べる（熟したフルーツが最高、肉は最悪）
はい（1）、いいえ（－１）

43　食物内の消化酵素を壊さない食べ方をする。基本は火を通さず生が良い。ローフード（加熱しない料理、48℃以下の加熱）の実践。ただし食中毒には注意する
ローフードを実践（２）、少しは意識して実践（1）、いいえ（－１）

44　食べ合わせに気をつける。動物性タンパク質とでんぷん類（ご飯、ポテトなど）を一緒に食べない
一緒に食べない（1）、意識していない、実践できていない（－１）

45　揚げ物、フライド○○など、酸化した食べ物を食べない
はい（0）、ときどき食べる（－１）、よく食べる（－２）

46　体に良い水（活性度の高い水）を摂る
活性水を摂る（２）、いいえ。ミネラルウォーターや、フィルターを通しているだけ（－1）、水道水をそのまま飲んでいる（－３）

47　グリセミックインデックス（GI）値の小さい食物を選択（たとえば、白米より玄米、白いパンより全粒粉）
はい（1）、いいえ（－１）

48　よく噛む。１口30回以上。玄米を食べる場合は50～１００回
よく噛んでいる（２）、20回前後（0）、20回以下（－２）

49　手首足首、お腹など肌をなるべく覆った衣類を着る
腹巻をする（２）、はい（1）、いいえ（－1）、お腹を出した服を着る（－２）

50　自分の基礎体温を把握し、健康・免疫力の目安となる36．5℃前後を保っている
はい（1）、基礎体温が36．0℃を切ることがある（－５）、基礎体温が35.3℃を切ることがある（－10）

51　予防接種は極力受けない
はい（0）、選んでいくつか受ける（－2）、勧められたらすべて受ける（－5）
52　電磁波を発生させる電気製品をできるだけ避ける。使う場合は電磁波対策をして使う
しっかり電磁波対策をしている（1）、なるべく避けている（－1）、意識していない（－2）、パソコンを一日中使う仕事をしている（－5）
53　電気製品で、特に電気カーペット、電気毛布（電磁波99%カット表示も要注意）と電気式床暖房は使わない
使わない（0）、冬場、少し使う（－2）、冬場は日常的によく使う（－5）
54　携帯電話も、気休めの電磁波対策グッズではダメ。使わない、または根本対策をしている
使わない、または根本対策をしている（0）、イヤホンを使うなど、多少の対策をする（－1）、普通に使う（－2）
55　電磁波対策は、電場・磁場・高周波とそれぞれ性格・特性が違うので、それぞれに対応した対策をしている
理解し対応している（0）、少し対策している（－1）、意識していない（－2）
56　電子レンジは使わない（電磁波の問題は離れればクリアされるが、食品を死んだ食べ物にしてしまうことが問題）
ほとんど使わない（0）、ときどき使う（－5）、毎日何かしら使う。なくてはならない（－10）
57　電磁波を含む体に負担がかかるすべての要因は、体に不必要に電気・磁気（邪気）を溜めてしまうことにあると理解している
はい（1）、理解していない（－1）
58　日常的に、体に邪気が溜まらないようにする。溜まってしまった邪気は、体から抜くことが健康維持に最低限必要であることを理解し、行動している
はい（1）、理解はしているが、行動をとっていない（－2）、意識していないし、行動もしていない（－4）
59　体のすべての組織は、自身を修復・同調するためにオフタイムが必要。オフタイムを設けている
はい（1）、意識していない（－1）
60　体内に溜まる活性酸素を除去することも意識し、抗酸化食品やサプリメントを摂っている
はい（2）、意識していない。摂っていない（－1）
61　あなたの住環境は？
日本の伝統的な木造家屋（0）、近代住宅（一軒家、集合住宅ともに）の３階以下（－1）、集合住宅の４階以上（－2）

【栄養のコントロール】

62　食物はできるだけ全体を摂る。たとえば魚も頭から尾まで全体を丸ごと食べられ

るものを意識して摂っている
はい（1）、摂っていない（0）

63　野菜は全体、それも新芽があるものを積極的に摂っている（米は胚芽ありが自然、種なしは不自然）
はい（1）、摂っていない（0）、種なしを選ぶことが多い（－1）

64　できるだけ、加工プロセスが少ないサプリメント（基本は液体）を摂っている
はい（1）、いいえ（0）、錠剤のサプリを取っている（－1）

65　サプリメントは、有効成分を抽出したものではなく、栄養素の種類が多いものを摂る。ビタミンも単体ではなく、マルチビタミンにしている
はい（1）、特に摂っていない（0）、単一成分に近いか、特定成分を組み合わせたサプリを摂っている（－1）

66　農産物は無農薬、無化学肥料を選ぶ。欲を言えば、有機より無肥料を選ぶ
無農薬・無肥料を選ぶ（2）、有機を選ぶことが多い（0）、意識していない（－1）

67　有機野菜、減農薬という言葉のイメージに惑わされず、実態を理解したうえで判断している（顔の見える生産者から買う）
はい（1）、意識していない（－1）、減農薬表示は信じてよく選ぶ（－2）

68　遺伝子組み換えでないものを選んでいる。多くの食材には、遺伝子組み換え使用の表示義務がなく使われていることを理解している
はい（1）、意識していない（－1）

69　日常的に小麦製品（パン、うどん、そば、パスタ等）を食べている
いいえ（0）、国産小麦100％を選んでいる（－1）、国産小麦使用を選んでいる（－2）、無表示または小麦の加工食品を普通に食べる（－3）

70　減塩思想に注意。塩は体に必要なもので、「本物の塩は体に良い、悪い塩は体に悪い」としっかり区別し、本物の塩を摂る
本物を選んでいる（1）、意識していない（－1）

71　栄養素の宝庫、完全食である玄米を食べる。慣れるまでは、食感が白米にかなり近い七分づきでも良い
五分づき以上の玄米を食べている（2）、七分づき・または白米と雑穀（1）、白米のみ（－1）

72　「マゴワヤサシイコ」の食材をメインとした伝統的な和食を習慣化している
はい（1）、意識していない（－1）

73　コ（発酵・酵素）を普段の食事で摂る。しょう油、味噌、酢、納豆、かつお節、漬物、日本酒など。ただし、本物だけ
発酵食をよく食べる（1）、あまり摂っていない（－1）

74　放射能救命食品（塩、味噌、梅干、玄米、海藻）を摂る。砂糖はダメ
意識して摂る（1）、意識していない（－1）

75　がん治療・予防のための食3Sは、菜食（野菜、玄米、根菜）、少食、咀嚼と理解している
理解し実践している（1）、意識していない（－1）

76　骨を丈夫にするために牛乳はダメ。カルシウムは野菜から摂り、ビタミンDは日光浴で合成する

菜食・日光浴の実践（1）、意識していない（－1）

77　輸入食品を避ける。海を渡るためにはポストハーベスト（収穫後農薬）や防腐剤が必ず必要。基本的に悪い
輸入食品を避けている（1）、意識していない（－1）

78　特に、都会生活者は健康食品で不足分を補うことも有効。ただし、この業界も本物は少なく見きわめが必要。健康食品の重要な一面を理解し、本物を追求している
はい（1）、意識していない（－1）

79　補酵素（コエンザイムQ10）、糖鎖、核酸等、重要な栄養素を摂っている
はい（1）、摂っていない（0）

80　尿療法（自分の尿を飲む療法）の実践
ときどき行う（2）、行わない（0）

【循環のコントロール】

81　血液の流れと、酸素（エネルギー）の供給に最も影響ある要素が気の流れ。気の流れの大切さを認識し、気を滞らせないあらゆる努力をする（推奨：新医学気功の実践）
気の流れの改善に日ごろ努力している（2）、意識していない（－1）

82　気の流れとともに大切なものが、体の中の正気の量。全体のエネルギーを増やすために、チャクラの活性化も大切（推奨：チャクラコーディネートの実践）
正気を体に取り込む実践をしている（2）、意識していない（－1）

83　39℃（夏）～40℃（冬）の風呂に20分浸かる
基本20分以上浸かる（1）、時々実践している（0）、意識していない（－1）

84　気の流れ、自律神経を整えるなど、体のバランスを取るテクニックの一つである腹式呼吸を何らかで実践。丹田を意識
実践している（1）、意識していない（－1）

85　気を体から逃さないよう、体を切ったり（手術）、穴を開けたり（ピアス）、タトゥー等をしない
やらない（0）、ワンポイント程度のタトゥー、または1～2ヶ所のピアス（－1）、手術・ピアスの経験あり（－2）、五臓、六腑、子宮など、気の流れに重要な臓器を摘出している（－10。10年寿命を縮めます。ただし体全体の気の流れを改善し、高めれば、その損失を補うことも可能です）

86　リンパその他の循環改善に、首・腕・肩・足のつけ根、脊椎などをよく動かす
意識して動かす（1）、意識していない（－1）

87　目から太陽の紫外線（ＵＶＡ）を入れる（朝８時くらいまでが良い）
ほぼ毎日する（3）、ときどき実践する（1）、まったくしていない（0）

88　毎日、最低15～20分は日光浴をする（顔だけＵＶカットまではＯＫ）
ほぼ毎日する（2）、できるだけ心がけている（1）、まったくしていない（－1）

89　メガネやコンタクトは、ＵＶカットではないものを使う
ＵＶカットではない（0）、ＵＶカットを使用（－1）

９０　**リズミカルな運動を１日20分間行う。健康に影響するような過度の運動は行わない（週一程度ならＯＫ）**
ほぼ毎日する（２）、ときどき運動している（１）、まったくしていないか過度の運動をしている（－１）

９１　**体は偏らない使い方を意識する。常に同じ足の組み方をしたり、同じ肩にカバンを下げたり、寝る時に常に同じ側に横向きにならないように注意している**
バランス良く体を使う（０）、偏った使い方をしている（－１）

９２　**睡眠は、１日７～８時間は取る**
取っている（１）、睡眠不足（－１）

９３　**睡眠は寝る時間が重要で23時前には寝る。最低でも、24時より前に寝る**
23時には寝る（１）、最低でも24時前には寝る（０）、24時以降に寝る（－１）

９４　**ＴＶゲームなど、脳の機能を低下させることは20分以上連続で行わない**
行わない（０）、20分以上行う（－１）

９５　**セックスの回数は？**
年齢に応じた適度な頻度（１）、なし（０）、過度に行っている（－１）

【心・魂・考え方・概念】

９６　**どのくらい笑っていますか？（笑いは副交感神経を高める）**
1日１回以上笑う（２）、笑うことはよくある（１）、たまに笑う（０）、めったに笑わない（－２）

９７　**日ごろのストレス管理をしている。ストレスとならないような思考スタイルを確立。溜まったストレスはうまい解消方法を身につけている**
ストレスはまったく溜まらない（０）、ストレスは解消している（－１）、生活にストレスが多い（－２）

９８　**「すべての人、自然と人とはつながっていて、愛で満たされている」と感じようと意識する。そして、自分の状況に感謝を感じる生活をする。愛とは世のすべてをあるがままに認め受け入れることを……。**
十分感じている（３）、ときどき感じる（１）、まったく意識していない（－２）

９９　**自分を制限するさまざまな概念から自分を解放する。「……ねばならない」「……してはいけない」ではなく、魂が望む声を聴く。ワクワク感じることを選択する**
どちらかというと、直感に従うことが多い（３）、ときどき直感に従う（１）、一般常識やルールに従って行動することが多い（－２）

100　**鏡の法則、対人関係から見えてくる本当の自分を、良い・悪いのモノサシを使わず、ただ認め受け入れること。誰よりも自分が自分を一番好きになること。自分の現在も過去も決して否定しない**
よく実践（３）、まれに実践（１）、意識したことがない（０）、自分の中に嫌いな部分がある（－３）

優先順位をつけ、1年間の生活習慣の改善目標を立ててみよう

いかがでしたでしょう？　項目ごとのチェックが終われば、トータルの数値を計算してください。トータルで何点になったでしょうか。その点数が、あなたの「生活習慣健康指数」です。最高点が83点で、最低点はマイナス305点です。

トータルでマイナスだった方は、プラス領域を目指しましょう。マイナス50以上ある方は、将来、生活習慣病になっても誰も責められません。マイナス100以上になってしまった方は、がんになっていなければラッキーと考えてください。まずマイナス20以下を目標に、できることから実践していきましょう。1年後には、できればプラス領域まで頑張りましょう。

また、**現在抱えている深刻な病気を治したい方は**、できるだけ早くプラス領域にもっていけるよう真剣に生活改善に取り組んでください。プラス20にでも40にでもなるように目標を立ててください。**そうすれば、あなたの体内の100の名医が本気であなたの體を治し始めます。**

私も昔はマイナス100近くあり、体はボロボロでした。今はプラス40以上ですが、逆に完璧も目指していません。完璧を目指すと、それがストレスになるからです。

今すでにプラス30以上の方は、無理して生活習慣を変える必要はありません。大切な方に、

この本をプレゼントしてあげてください。

基本は、できるだけ多くの改善をすることです。そのほうが早く体から毒を出せ、体のバランスを改善し、免疫力を高めていくことができます。

まず、もしあなたが大きなマイナス数字（影響度合いの大きな）の項目にチェックをしているなら、そういった項目から優先的に改めることです。

それでも全部というのは無理でしょうから、ポイントをお教えします。

今の体の不調な部分、あるいは改善したいと思っていることとできるだけ直結していそうな項目から優先順位をつけ、努力していくことです。すると結果があらわれやすいため自信がつき、希望を感じ、さらに努力したいという気持ちになっていきます。

長年にわたり、私はクライアントをカウンセリングしてきました。

その経験から、たとえばパソコンを長く使うと目の疲れ、慢性の肩こり、頭痛、冷え症、生理痛・生理不順、そしてうつ、乳がんとなっていく方がとても多い感じがします。

こうした場合、単に食の改善だけを行っても直接の影響はないため、すぐに効果は見えにくいと思います。電磁波をいかに受けないようにするかの改善をしながら、体にすでに溜まってしまった邪気（電気・磁気）を取り除く。この方法が最も近道かもしれません。同じような症状でも、それほどパソコンを長時間使っていない場合もあります。この場合は他の電磁波を疑い、それもないようであれば食の改善その他を優先したほうが良いかもしれません。

普通、3～4か月で血液がすべて入れ替わると言われています。それが一つの区切りになりますが、血液がすべて入れ替わればすべての細胞がリセットされ、体が本来の状態にもどるかと言うとまだダメです。身体の細胞がすべて入れ替わるのは、いろいろな説がありますが約1年です。完全に元の細胞にもどって安心できる状態というのは、症状が消えてからもまだしばらく後のことになります。その人の状態によりますが、まずは1年くらいの目途で生活習慣を改め、それを持続する必要があります。

1年後、自分の體から長年にわたって溜まった毒を出し切り、無事に体質改善ができ、自分の自然治癒力の器の大きさを知る。また、体のさまざまなバランス・感覚がもどり、自然治癒力が高まってきたと実感できるようになる。その時がくれば、その範囲内でコントロールできる生活を確立することです。その時こそ「毒をも楽しめる體」を手にしたと思って良いでしょう。そうなった時、人生を豊かにするために時々は毒を楽しみましょう。

ただし、習慣化してしまわない範囲のコントロールで、限度をわきまえて楽しむことです。たとえば1か月に1度くらいなら、限度を超えることもOKです。大食いしたり、酔うまでお酒をたくさん飲むとか、それも楽しみたい人は楽しんでください。

健康な體では、過度の刺激も時には体の許容能力を広げる良い刺激になります。注意していただきたい点は、それを悪い習慣にもどってしまうきっかけにさせないこと、そして万が一、度が過ぎたなと思える時は、素直に意識して體を休めることです。

お金をかけない健康法！

世の中不公平で、一般的に、お金のない人ほど健康を壊しやすい世の中になっています。どうしても安い粗悪な食材に頼ったり、大量生産の恩恵を受けた体に悪い製品による生活がベースになってしまいます。しかし、やる気になれば、お金をかけずにできることは実はたくさんあります。**「生活にまったく余裕がない。でも本気で健康になりたい」という方は、以下のことに真剣に取り組んでください。**

・動物の肉を食べない
・甘いものを食べない、甘い飲料水（ジュース、缶コーヒー）も飲まない
・添加物の入ったお菓子を食べない
・ハンバーガーやファストフード、コンビニの食べ物は食べない
・乳製品を摂らない
・パンその他、小麦粉製品をできるだけ食べない

・お米中心で、できれば玄米を50〜100回噛んで食べる
・腹七分にする（節約にもなる）
・1日多くても2食、理想は午前中食べない（節約にもなる）
・TVをなるべく見ない、TV・スマホゲームをしない
・薬を飲まない、予防接種を受けない
・12時前に寝る（できれば11時前）
・風呂に、20分以上浸かる
・口呼吸しない
・冷たいものを飲まない、食べない、お腹を冷やさない（腹巻で温める）
・お酒を飲み過ぎない（節約にもなる）
・タバコを吸わない（節約にもなる）
・適度な運動や腹式呼吸を日常的に行う
・よく笑う

できることはこんなにあります。これらのことを数か月から半年頑張れば、かなりの効果は期待できます。ぜひ、実行してみてください。

おわりに

最後まで読んでいただき、ありがとうございました。

本書では、皆さんに「健康の自立」を目指していただきたく、ＰＥＮＣコントロールを柱にいろいろな話をしました。

学生の時から、「一般メディアで人々に知らされない真実」を伝える活動を始め、30年以上が経ちます。環境問題、原発問題、戦争と平和、貧困・差別、そして健康問題。活動する中で、ボランティアでなく仕事として行っていきたいと考え、16年間勤めた当時上場していた株式会社堀内カラーを辞めました。

本当に、この世から病気で苦しむ人を減らしたい。そこに縛られることなく、幸せになってもらいたい――。

この願いを胸に、２００６年に始めたのが健康サロン「セルフアップ」でした。

ただし、世の中の大半の方は健康になる原理を知らずに、ただ対症療法である現代医療や薬に頼るばかりというのが現状です。

自然療法（根本療法）の分野は、まだ開拓の時代です。「対症療法ではなく、免疫を上げることが一番。予防が大事」ということをしっかり理解していただく過渡期の段階で、しかも医療・製薬は原発以上に利権の強い業界で、既得権を守るためとも言える薬事法の制約の中では仕事として成り立ちにくいのが現実です。

誤解されては困りますので一言いいますと、現代（西洋）医療を完全に否定しているわけではありません。救急医療や検査技術など、優れた部分もあります。事実、私の息子も現代医療によって命を救われました。現在5歳の息子はダウン症で、生まれた時、心房と心室にそれぞれ穴があいていました。個人ブログ「天使の子　あさひ」で検索いただくと詳しく書いていますが、息子は生後2か月で大手術を受け、命がつながりました。現代医療の恩恵も、もちろんあります。

しかし社会全体から見ると、対症療法（薬や手術）の弊害が、世の中の人が感じる以上に大きいと考えるのです。西洋医療が、病気、健康の分野を99％独占しているのが問題で、それを逆に60～70％を根本解決できる専門家に道を譲っていただき、車の両輪で人々の健康を実現することが理想の将来像です。ですので、周りの方から、よく「もっと今の世の中のニーズに合ったことをしたほうがビジネスとしてはいいのでは……」と助言されますが、私は今の社会を変えたいという立場なので、それは信念に反しますし、それでは世の中から病気を減らすことはできません。そんな中、ホームページを見て私の理念に賛同され、健康になりたいと訪ねてこられる方も少なからずおられます。

免疫を上げるためにできることでは、本人の努力と、受けていただく施療は、50%ずつの影響力と考えてちょうど良いかと思います。

今現在、健康サロン「セルフアップ」には、アトピー、がん、頭痛、慢性の肩こり、冷え症、五十肩、便秘症、逆子、その他さまざまな方が来られていますが、ここで、一つの事例を紹介します。施療とご本人の努力の両方がマッチした場合、どのような結果が出るかという例です。

・体験事例の紹介

クライアントは生まれた時からのアトピー性皮膚炎で苦しまれてきた方です。プライバシー保護の観点から、仮名（佐藤）にしてあります。

3回の施療で、普通の時間に眠れるようになる

佐藤さんは生まれた時からアトピーで、ずっと悪化と改善を繰り返していました。

私のサロンに来たきっかけは、佐藤さんの妹さんの紹介でした。妹さんが「セルフアップ」に来て体験され、「良かった」と話を聞かされたということでした。

病状をうかがうと、50年間、佐藤さんはかゆみが消えたことはありませんでした。時としてかゆみは発作のように出て、そうした時期は夜中かゆく、明け方30分程度しか寝られない状況が続いたと言います。

ステロイドを使っていた時期もありましたが、数年前に自己判断でやめていました。「だんだん効果がなくなってくる、どんどん薬がエスカレートしていくという点で心配になって、やめました」私のサロンに来た時、佐藤さんはこう打ち明けてくれたものでした。

カウンセリングを行った後、こう申し上げました。「だまされたと思って、3回アース療法（当時は「ごしんじょう療法」と言っていた）を受けて続けるかどうか判断してください」

すると、佐藤さんはすぐに3回受けることを決められました。

初回後は体が軽くなったのを感じていますが、ただそれだけでした。しかし、2日後の2回目の施療が終わった夜、久々に3時間寝られています。翌日の3回目が終わった夜は、普通の時間に寝られるようになっています。

「最初の3回は、とにかく触られるところがどこも痛く、熱くて辛かった。ですが、金の棒で押すだけでこんなに熱くなるということは、よほど体内が悪い状態なのだろう」

こう思い、佐藤さんは続ける決心をしています。

病状の変化と好転反応

通い始めてから2週間くらいから、右足首・スネを中心に、今までにないほど症状が悪化しました。金の棒（「ごしんじょう」という道具）で押すと、じわ〜と中からリンパ液のような液が湧き出てくるところができました。

昼間も、今までなかったような猛烈な、発作的なかゆみに襲われるようになります。好転反応であることをお話し、理解していただくと、週3回のペースで通い続けられました。

佐藤さんは、仕事でパソコンを使います。

「その電磁波も体に邪気（不要な電気）を溜める原因の一つでしょう」

こうお話しすると、迷わず対策用の装置も導入されました。このことも、改善を早めた要因の一つになっていると思います。

また、食の改善や水道水への浄水器による改善、シャワーヘッドにも同じレベルのもの（アトピーの方に、これはすごく大事）を導入するなど、二人三脚で取り組みました。

改善の兆し

さらに2週間くらい経過して2か月目になると、週2回のペースになりました。

今度は急激にかゆみが治《おさ》まってきて、ジュクジュクした患部も乾いてきました。佐藤さんも、体が改善しているのを実感します。

睡眠は、いつの間にか、毎日7時間寝られるようになっています。睡眠不足が解消され、日中の仕事も活動的にこなせるようになってきました。

悪い部分（両腕および両足）がどんどん先のほうに移っていき、時々かゆくなる部分も手首、両膝、両足とどんどん絞られてきました。「両手と両足の先から、悪いものがどんどん出ていっているのを実感します」この時、佐藤さんはこう正直な感想を語っています。

ほぼ完治する

「体質が本当に変わっていくのは3か月、そして半年という単位です」

施療に当たり、私は佐藤さんにこう申し上げていました。

3か月目に入って落ち着いてからは、2週に1回のペースに落とし、根気良く通われました。4か月が経過した時点で、時々かゆくなるのは膝より下のほうだけでしたが、一部まだ引っかき傷を作っていました。しかし、それ以外のところは、つねにあった引っかき傷もすでに消えてなくなりました。そして、肌全体が本来の滑らかな状態にもどりつつありました。

２０１１年に入り、佐藤さんのペースは2か月に1回くらいになりました。その時、肌はほとんど普通の肌にもどっています。

3月11日以降、首周りが少しかゆくなったこともあったそうですが、全体的には、普段かゆくて辛いところはなくなっています。ほぼ完治と表現しても間違いではない状態にまで改善されています。

（なお、施療体験には個人差があり、誰でも同じ結果が出ることを保証するものではありません）

・私が皆様に直接できるサポート

今、一つのケースを紹介しましたが、**この本の出版には大きな願いがあります。私のサロンにこられなくとも、世の多くの方が、本人の努力で健康問題を解決できるようになっていただくこと――。**これが、その願いです。

半年、1年の努力で、大半の方はその願いを実現できると思います。ただ、「もっと早く治りたい」または「体質改善をスタートするに当たり、どこをどうすれば良いかの具体的なアドバイスが欲しい」という方もおられます。そうした方たちのために、**「セルフアップ」では、カウンセリングや、本書で紹介したPENCコントロールのセミナーを開催しています。また、次のような具体的なアドバイスや施療を行っています。**

・毒を日常生活で極力入れないようにする↓生活習慣改善のトータルサポート

・循環の最大の阻害要因である不必要な「邪気」を抜く↓アース療法で邪気（電気・磁気）を抜く

・排毒をする（免疫・代謝の促進）。そのために、体の循環（氣・血液）を促進↓毒出しに有効なサプリメントの紹介

・エネルギーを外から直接取り込める體を作る↓チャクラの活性化、体の使い方の指導

また、さまざまな生活上の問題の具体的な解決をお探しの方もいます。そうした方たちには、

相談に乗らせていただいています。

・日用品・化粧品の本当に安全なものを知りたい
・生理用ナプキン・紙おむつの安全なものを知りたい
・携帯・スマホやPCなどを使わざるを得ない。気休めではない電磁波の根本対策を知りたい
・家や職場の電磁波状況が知りたい、測定してもらいたい
・本当に良い塩等、調味料のことを知りたい。手に入れたい
・水道水を、あまりお金をかけずに浄水・活性水にしたい
・サプリメントを摂るなら、何が良いかを知りたい
・改めるべき習慣が多すぎて、どこから変えれば良いか分からない
・薬以外の方法で、体を改善したい

これらの指導・アドバイスは、カウンセリングの中でさせていただきます。わたくし堀内まで、直接電話でご予約いただければと思います（090-4679-8684　なお、電話は予約のみで、ご相談等には応じかねます。また、非通知の電話には出ません。そして、施療中などで出られない時は、留守録に要件を残していただければ幸いです。セールス等は固くお断りします）。できれば、HPをご覧いただいてからお問い合わせをお願いします（http://www.selfup.jp＝検索「セルフアップ」）。

最後に、今まで多くの方々に育てていただき、知識・体感ともに多くを学ばせていただきました。多くの方々のお蔭で、出版に至ることができたことを感謝申し上げます。

まず、この本の**監修をしていただいたペンジュラムクラブ代表の藪塚陽一先生**です。健康の全体像を把握するための理論体系「ＰＥＮＣコントロール」の生みの親であり、チャクラコーディネーターの先生であり、この本に書かせていただいた多くを学ばせていただきました。以降、出会いの順にご紹介します。

遠藤立一博士。30年ほど前、環境・健康の問題に目覚めるきっかけとなり、多くを教えていただきました。

塩小路光孚《しおのこうじみつざね》先生。学問の神様と言われる菅原道真公38代目直系の長男であり、秘伝であった家伝の篆刻《てんこく》道を世に初めて伝えられました。三元会会長（一元とは60歳。１８０歳の会）。私の篆書の先生であり、人生の師であります。

白銀竜吉法師先生。再生マッサージ、および人生の哲学を教えていただきました。

足ツボ（官足法）の師匠、應無寺の鈴木住職。白銀竜吉法師先生からの紹介で、施療に目覚めさせていただきました。

貴田晞照先生。現在行っているメインの施療である「アース療法」の元である「ごしんじょう療法」を教えていただきました。

杏林中国伝統医療法学院の学院長・王開慶先生。中医学とあん摩の技術を教えていただきました。

哲学の先生・ROSSCOさんとその奥様のみどり様。幸せになるための切り札とも言うべき「ミロス理論（人は男女の関係の中に究極の悟りのヒントがある）」を教えていただきました。

中医世家第9代伝人、楊峰老師先生。気功の世界の第一人者であるうえ、西洋医療の医師でもあります。2013年にご縁があり、以来、「新医学気功」（www.xyxqg.jp参照）を教わり、施療のパワーアップをさせていただいております。

そして、このたび、私の尊敬する〝薬を出さない、注射をしない〟小児科医として有名な**真弓定夫先生**に、この**本の推薦人**になっていただきました。多くの著書と美健ガイド社マンガシリーズの監修者として有名な先生です。本当にありがたく思います。

そして最後に、私の両親と家族の支えと具体的なサポートがなくては、出版に至ることはできませんでした。今の私は存在していません。改めて感謝と愛を送りたいと思います。

最後まで読んでいただいた読者の皆様に感謝いたします。

【参考文献】

『医療ビジネスの闇――〝病気産生〟による経済支配の実態』(﨑谷博征著　学習研究社)
『医療の犯罪一〇〇〇人の医師の証言』(ハンス・リューシュ編　太田龍訳　三交社)
『世界医薬産業の犯罪』(ハンス・リューシュ著　太田龍訳　三交社)
『人殺し医療――マフィアが支配する現代メディカルシステム』(ベンジャミン・フルフォード著　KKベストセラーズ)
『ガンで死んだら110番――愛する人は〝殺された〟』(船瀬俊介著　五月書房)
『医療殺戮――現代医学の巨悪の全貌』(ユースタス・マリンズ著　歴史修正学会編集　面影橋出版)
『アメリカの毒を食らう人たち』(ロレッタ・シュワルツ＝ノーベル著　東洋経済新報社)
『製薬業界の闇 (世界最大の製薬会社ファイザーの正体)』(ピーター・ロスト著　斉尾武郎監訳　東洋経済新報社)
『ヒューマンネットワーク虹』(隔月誌・第136号「特集:生活習慣病リポート　藪塚陽一」　虹ネットワーク)
『フィット・フォー・ライフ』(ハーヴィー・ダイアモンド&マリリン・ダイアモンド著　松田麻美子訳　グスコー出版)
『少食が健康の原点』(甲田光雄著　たま出版)
『風邪の効用』(野口晴哉著　ちくま文庫)
『低インシュリンダイエット』(永田孝行監修　新星出版社)
『地球と人間の関係そして真実』(船井幸雄編・著　同朋舎)
『血液と健康の知恵』(千島喜久男　地湧社)
『「ガン呪縛」を解く――千島学説パワー』(稲田芳弘著　Eco・クリエイティブ)
『抗ガン剤で殺される』(船瀬俊介著　花伝社)
『ニンジンから宇宙へ』(赤峰勝人著　なずな出版部)

『病気にならない生き方』（新谷弘実著　サンマーク出版）
『「薬をやめる」と病気は治る』（安保徹著　マキノ出版）
『細胞から元気になる食事』（山田豊文著　新潮文庫）
『ビタミン・ミネラル革命』（山田豊文著　総合法令）
『「水分の摂りすぎ」は今すぐやめなさい』（石原結實著　三笠書房）
『牛乳はモー毒？』（真弓定夫監修　美健ガイド社）
『病気にならない生き方2　実践編』（新谷弘実著　サンマーク出版）
『50代からの超健康革命』（松田麻美子著　グスコー出版）
『知ってはいけない⁉　医食住の怖〜い話』（船瀬俊介著　徳間書店）
『究極の免疫力』（西原克成著　講談社インターナショナル）
『免疫力を高める生活』（西原克成著　サンマーク出版）
『生活習慣病予防指導員養成講座テキスト』（NPO法人生活習慣病予防学術委員会）
『インフルエンザ・ワクチンは打たないで』（母里啓子著　双葉社）
『病気は自ら治す防ぐ』（波多野勝彦著　新生出版）
『受ける？受けない？　エックス線CT検査』（高木学校医療被ばく問題研究グループ　高木学校）
『本音で語る！　よくない治療　ダメな医者』（近藤誠著　三天書房）
『治る医療、殺される医療――医者からの警告』（小野寺時夫著　読売新聞社）
『邪気論――見えない身体への一歩』（奥平明観著　医道の日本社）
『尿療法でなぜ病気がどんどん治るのか』（中尾良一著　ロングセラーズ）
『タオ性科学男性編』『タオ性科学女性編』（謝明徳＝マンタク・チャ原著　エンタプライズ社）

【その他、参考にした書籍】

『余命3ヵ月のウソ』（近藤誠著　ベスト新書）

『医療から命をまもる』（岡田正彦著　日本評論社）
『がん検診の大罪』（岡田正彦著　新潮選書）
『患者に言えないホントの話』（柴田二郎著　新潮文庫）
『ブラック・ジャックはどこにいる？――ここまで明かす医療の真実と名医の条件』（南淵明宏著　ＰＨＰ文庫）
『医療が病をつくる――免疫からの警鐘』（安保徹著　岩波現代文庫）
『医学不要論――全く不要な９割の医療と、イガクムラの詐術』（内海聡著　三五館）
『予防接種へ行く前に――受けるこどもの側にたって』（編集代表／毛利子来・母里啓子　ジャパンマシニスト）
『大往生したけりゃ医療とかかわるな――「自然死」のすすめ』（中村仁一著　幻冬舎新書）
『医者ができること、してはいけないこと――食い改める最善医療』（小澤博樹著　三五館）
『クスリがこどもをダメにする』（高木茂和著　マナメッセ株式会社）
『医者に殺されない47の心得――医療と薬を遠ざけて、元気に、長生きする方法』（近藤誠著　アスコム）
『医者と薬にだまされない法――小さな病気が、大きな病気を治す』（三好基晴著　幻冬舎）
『医者とおかんの「社会毒」研究』（内海聡著　三五館）
『精神科は今日も、やりたい放題――〝やくざ医者〟の、過激ながらも大切な話』（内海聡著　三五館）
『病院ビジネスの闇――過剰医療、不正請求、生活保護制度の悪用』（ＮＨＫ取材班　宝島新書）
『これが「人殺し医療サギ」の実態だ！』（ベンジャミン・フルフォード／船瀬俊介著　ヒカルランド）
『非常識の医学書』（安保徹・石原結實・福田稔著　実業之日本社）
『命を脅かす医学常識――あなたは寿命を縮める診断を受けていないか？』（浜六郎著　宝島社）
『心を癒し健康をつくるマイナスイオンの秘密』（菅原明子著　ＰＨＰ文庫）

◉著者プロフィール

健康プロデューサー

堀内良樹（ほりうち　よしき）

健康サロン「セルフアップ」院長、アース療法師、電磁波測定士。

人の幸せに役立つ真実の情報を伝え、社会を変えるきっかけを創ることを使命とする社会起業家。

1963年、兵庫県西宮市に生まれ、東京育ち。日本大学を卒業後、米国ノースランド大学経営学部へ編入し、1988年に卒業。大学時代、ある学者との出会いにより、「真実を伝える」という活動に目覚める。1989年、父が創業し、後に上場した（株）堀内カラーに勤務。2005年（勤めて16年目）、ふと自分の方向性を定めねばと気づき、躊躇なく退職を決意、環境・健康・平和の活動を選ぶ。同時に「人の健康の自立を支援する」がコンセプトの健康事業を準備する。2006年、健康サロン「セルフアップ」開業。また、自宅を千葉県旭市に移し、そこに２号店をオープン。今回、師匠の一人である藪塚陽一先生の理論体系「PENC コントロール」を中心軸に、主流メディアが伝えない病気と健康の真実について、膨大な資料を駆使して著したのが本書である。

顕彰：「社会文化功労賞」（2008年）、「国際連合システム学術審議会（ACUNS）自然療法・環境部門」より（2011年）

詳しくは「セルフアップ」HP をご覧ください→ http://www.selfup.jp

「病気《びょうき》」が健康《けんこう》をつくる

2014 年 8 月 26 日　初版第 1 刷

著　者 ——— 堀内良樹《ほりうちよしき》
監修者 ——— 藪塚陽一《やぶつかよういち》
発行者 ——— 坂本桂一
発行所 ——— 現代書林
〒162-0053　東京都新宿区原町3-61　桂ビル
TEL／代表　03(3205)8384
振替00140-7-42905
http://www.gendaishorin.co.jp/
カバーデザイン ——— 吉崎広明
図 ——— 村野千草

印刷・製本：広研印刷(株)
乱丁・落丁本はお取り替えいたします。

定価はカバーに
表示してあります。

ISBN978-4-7745-1479-6 C0047